El libro del vinagre de manzana

El libro del vinagre de manzana

Margot Hellmiß

Traducción de Joan Barris Sabatés

ROBIN
BOOK

Título Original: *Das Grosse Praxisbuch Apfelessig.*
© Südwest Verlag GmbH & Co. KG, München.
© 2016 Redbook Ediciones s. l., Barcelona
Diseño cubierta: Regina Richling.

ISBN: 978-84-9917-385-6
Depósito legal: B-3.954-2016
Impreso por Sagrafic, Plaza Urquinaona 14, 7º-3ª 08010 Barcelona

Impreso en España - *Printed in Spain*

Prefacio

Se sabe que el vinagre de manzana se usaba ya en épocas muy remotas de la antigüedad, pero hoy en día se han redescubierto y probado numerosas posibilidades de uso. Se puede asegurar que el vinagre de manzana avanzará en materias como la salud, la belleza o incluso la cocina, porque se han revelado las anteriormente desconocidas potencialidades de los productos naturales que respetan el medio ambiente y su tradición. Siempre que se pregunta, alguien directa o indirectamente sabe o ha oído hablar de él, y muchos son conscientes desde hace tiempo y por propia experiencia de que echar cada día dos cucharaditas de té llenas de vinagre de manzana en un vaso de agua es una auténtica bendición que refresca y vivifica, previene enfermedades y se convierte para algunos en un verdadero elixir de vida. Los encuestadores oyen respuestas como «Me va bien»,«Me siento mejor», «Cada año hago una cura de vinagre de manzana», o «Mi madre ya lo ha probado, y luego mi padre la sigue».

Entre talento y tradición

Si empezamos a coleccionar recetas de vinagre de manzana, lograremos rápidamente una lista inmensa de sus posibles utilidades tanto internas como externas. Se inhala vapor de vinagre cuando se tiene tos, bronquitis o dolor de cabeza, también si se está acatarrado (existe una nueva clínica del vinagre donde se siguen terapias especiales basadas en su uso). Vertiendo unas gotas sobre una quemadura, ésta se cura sin dejar cicatriz. Hace disminuir la fiebre, ayuda a remediar los hongos en los pies, manchas de la vejez, callos, etc. Se pueden comprobar incluso científicamente los muchos tratamientos curativos llevados a cabo con vinagre. Muchas valiosas sustancias internas que en tiempos de nuestra abuela no podían ser analizadas, pueden serlo hoy.

No debería haber ningún botiquín sin un sitio para la botella de vinagre de manzana.

El arma secreta de la cosmética

El vinagre de manzana no sirve únicamente para la medicina, sino también para la belleza. Muchos lo utilizan para darse masajes a diario en la piel, escancian un poco en el agua de la bañera o se lo aplican en el pelo. «El pelo se vuelve brillante y vaporoso» dicen unos, otros dicen «Estira la piel» y otros incluso aseguran encontrarse como «vivitos y coleando».

El vinagre de manzana tiene muchos usos, es eficaz, no tiene efectos secundarios y, por si fuera poco, es barato. Muchas generaciones anteriores a la nuestra han narrado los mejores resultados de este producto de un color marrón dorado de fácil utilización y que se puede refinar con hierbas y frutos para enriquecer la cocina, para cosmética o incluso para uso curativo. Seguro que usted encuentra nuevas ideas en toda la lista de recetas y posibilidades de uso, con la certeza de que usted y su familia pueden estar en forma gracias al vinagre de manzana. ¡Haga usted la prueba con ayuda de este manual!

Las manzanas,
un regalo de la naturaleza

La manzana es la fruta predilecta de los alemanes. Ninguna otra fruta, sean cerezas, peras o incluso fresas, tiene allí tanto aprecio. El 90 % de la población eligió la manzana en primer lugar en una encuesta para una estadística. El consumo por persona de esta fruta es muy elevado, unos 35 kilos al año, lo que significa que en Alemania se consumen unas 2,8 toneladas anuales. Incluso entre los zumos, el de manzana se sitúa en primera posición, su consumo unitario es de 12 litros al año.

LA MATERIA PRIMA DEL VINAGRE
DE MANZANA

Es fácil saber por qué la manzana protagoniza este capítulo introductorio, pues es el único producto necesario para producir vinagre de manzana.

Para la fabricación de un saludable vinagre de manzana color turbio no se necesita ningún otro producto, por lo que solamente contiene sus cualidades. La asombrosa efectividad de este vinagre en el organismo humano no estriba en su eficacia natural. Según la «ordenanza sobre la manipulación de vinagre y sus esencias» fechada el 15 de abril de 1972 se permite añadir agua incluso en vinagres fermentados para diluir el color y el azúcar. Ambos se encuentran ya en las manzanas y no representan ningún aminoramiento en su efecto saludable, pues el azúcar añadido se transforma y no influye en el vinagre. Además, cabe decir que no todos sus fabricantes usan este tipo de fermentación. Muchos fabricantes industriales o caseros utilizan manzanas en principio de desecho. El beneficio para la salud del vinagre de manzana se reduce cuando algunos productores lo pasteurizan a temperaturas demasiado altas (se permite una pasteurización de hasta 85 °C), lo filtran demasiado o le añaden azufre (se autoriza añadir la cantidad de 50 miligramos por litro). Todos estos procesos garantizan una larga fecha de caducidad pero limitan su poder curativo.

Una manzana cada día

Las manzanas se encuentran entre los alimentos más saludables que nos ofrece la naturaleza. Se venden a precio módico y son fácilmente encontrables. Los ingleses dicen que una manzana diaria te aleja del médico. Comer una manzana cada día, o según nuevos estudios dos o tres, favorece en muchos aspectos la salud. No sólo se puede consumir como fruta ya transformada en vinagre, sino también se puede adquirir seca en muchos comercios. Su piel puede darnos un delicioso y saludable té y de ella la industria fabrica zumo de manzana para dulces y pectina como gelatinizante.

Las manzanas son tan sanas porque tienen mucha vitamina A, B, C, E, beta-caroteno y niacina, y minerales como el calio, el calcio, el fósforo, el flúor y el hierro, imprescindibles para nuestro metabolismo.

Las manzanas y el ácido cítrico ofrecen protección para las células, lo cual contribuye a prevenir posibles casos de cáncer y procesos de envejecimiento. La fibra, la potasa y la pectina protegen las paredes intestinales de infecciones y procesos inflamatorios. Se mejora el rendimiento intestinal y se reduce la descomposición y la fermentación, susceptibles de aparecer en nuestro organismo y producir males insidiosos que pueden llevar a intensos dolores de cabeza o problemas serios como enfermedades reumáticas o debilidad cardíaca. La pectina absorbe el colesterol y con él la acidez biliar, por lo que influye favorablemente en el índice de colesterol de la sangre y mantiene en orden nuestra circulación.

El efecto curativo de las manzanas

- Comer regularmente una manzana cada mañana ayuda a moderar la presión sanguínea alta.
- Comer una manzana antes de ir a dormir contribuye a combatir los malos sueños, pues equilibra la glucemia nocturna.
- Comer muchas manzanas en ayunas puede provocar malestar general, migraña o incluso espasmos.
- Comer manzanas durante mucho tiempo disminuye el colesterol y previene la calcificación arterial.
- Las manzanas ayudan al drenaje de los que padecen dolores renales y de vejiga.
- Comer una manzana regularmente antes de las comidas influye favorablemente contra las enfermedades reumáticas.
- La manzanas ayudan contra los trastornos intestinales. Sirven tanto en caso de estreñimiento como en el de diarrea, en cuyo caso se recomienda comerlas peladas.
- Un té de piel de manzana (dejado reposar durante diez minutos) alivia la bronquitis y el resfriado.
- Mascando y mordiendo manzanas se revitalizan las encías y se limpian los dientes, lo que previene la caries y la parodontosis.
- Las manzanas reactivan la eliminación, la desintoxicación y el drenaje de la grasa, lo que contribuye a la pérdida de peso y favorece la fácil evacuación.

Una sana mezcla de sustancias

No todas las manzanas son iguales. La clase y el lugar de cultivo influyen considerablemente en el análisis de sus sustancias. La cantidad de vitamina C, por ejemplo, puede variar de 3 a 35 miligramos, más de diez veces. En verdad esto no dice mucho, los digestólogos están de acuerdo en que es muy poco respecto a la cantidad de miligramos que contienen en su interior para influir en una mezcla tan saludable. Diferentes experimentos con deportistas demuestran que la vitamina C pura (ácido ascórbico) es menos efectiva tomada en forma de pastilla que bebiendo zumos de fruta. Una razón es que el cuerpo la asimila mejor cuando recibe al mismo tiempo el olor natural, los minerales, otras vitaminas y sustancias vitales.

La combinación de sustancias dadas en las manzanas y en otras frutas que libremente nos proporciona la naturaleza es óptima. Las investigaciones sobre la acción recíproca de las muy variadas sustancias internas no están todavía resueltas y por lo que se ve no lo estarán nunca. Siempre aparecen las manzanas entre las frutas más renombradas y entre las 300 sustancias bióticas conocidas.

Manzanas de todo el mundo

Una parte de las manzanas y los productos que de ellas se fabrican y que compramos proviene de agricultores locales: del lago de Constanza, de la región entre el Rin y el Main o en la zona de Magdeburgo. Los pequeños productores de alimentos en todos los rincones de Alemania tienen un lugar para su cultivo. El 60 % del conjunto de los campos de cultivo alemanes son de manzanas, lo que no priva su importación de otros países europeos o no como Argentina, Chile, España, Israel, Francia, el Tirol italiano, Suiza y Austria. En la austriaca Steiermark, por ejemplo, se encuentra un manzanar muy importante y de gran antigüedad que alguien ha llegado a calificar como de «un paraíso único», en él se plantaron 250.000 manzanos en un área de 30 kilómetros cuadrados.

La fruta de cultivo biológico es la mejor

Es el consumidor quien al final tiene la palabra para decidir si los cultivadores de fruta, verdura y otros productos biológicos siguen un proceso aceptable o no. El que se incline por obtener una cosecha muy bien cuidada, de aspecto excelente y que permanezca sana durante mucho tiempo, debe aceptar también las sustancias químicas que para eso se requieren. En el tiempo que va de la floración a la cosecha, algunas de las manzanas del supermercado han sido rociadas unas 20 veces con pesticidas venenosos. Algunos agricultores usan eventualmente los así llamados productos químicos poco nocivos como el Alar, que permite a la fruta madurar por ella misma y crecer toda al mismo tiempo. Es más que dudoso que los 55 milímetros de diámetro obligatorios (según las normas de la U.E.) den como resultado una manzana con el tiempo de maduración suficiente para adquirir todas las sustancias necesarias.

Por motivos de salud es recomendable consumir únicamente fruta cultivada biológicamente, y mejor aún si proviene de un agricultor conocido que nos asegure que en nuestro plato no hay más que productos naturales carentes de toda química.

Mínima presencia de sustancias dañinas

No hay por qué alarmarse. En 1995 el Chemischen Landesuntersuchungsanstalt de Friburgo efectuó diversos análisis de muestras tomadas al azar y, bien a causa de presentar un nivel muy alto de sustancias nocivas o por puro desconocimiento, sólo el 10 % de dichas muestras fueron objeto de reclamación.

Pequeña historia de la manzana

El manzano (en latín *malus*) es un árbol clasificado entre el género de las rosáceas que se cultiva en las zonas de suelo más rico y húmedo de todo el mundo. Su origen se localiza en Asia y su llegada a Europa se produjo hace unos 3.000 años. Los romanos ya cultivaban, según Plinio, 29 clases diferentes de manzana.

En los frutales de los monasterios medievales, en cambio, se sembraban las clases más productivas. Corría el siglo XI cuando en la importante abadía de San Gallen dicen que se cosechaban «manzanas que era imposible cogerlas con las dos manos». En siglos posteriores apareció en los huertos monacales y parroquiales la figura de un agricultor dedicado únicamente al cuidado del manzanar, llegando incluso a practicar injertos, y es que los sacerdotes no podían ocuparse exclusivamente de ellos. Casi todas las bibliotecas parroquiales disponían de libros sobre el cultivo de la fruta y el cuidado de la manzana. Hoy en día tenemos registradas unas 20.000 clases de manzana. El interés se centra en los compradores al por mayor que adquieren grandes cantidades de mercancía. Ellos han creado incluso nuevas clases tan conocidas como la Granny Smith, la Golden Delicious o la Jonathan. Actualmente, con el retorno colectivo a una conciencia ecológica reaparecen las clases más naturales, distintas según sea la región y su clima.

La desconocida manzana del Paraíso

La cultura cristiana asocia la manzana con el pecado original. Eva, la primera madre bíblica, engañada por el demonio en forma de serpiente, ofrece a Adán una manzana, el fruto prohibido, por lo que ambos fueron expulsados del Paraíso. Los estudiosos de la Biblia saben que ella acercó a Adán no una manzana propiamente dicha sino una granada. En primer lugar, el Gén. 2.9-3.6 no nos habla de una manzana sino de una granada; en segundo lugar, la localización del Paraíso en África o Asia hace difícil también que esa fruta fuese una manzana; por último no se ve ninguna relación entre el árbol del saber cuyo fruto se desconoce con las peras o manzanas. Llegamos aquí a una discusión teológica a la que se le ha buscado una imagen adecuada. Nadie parece preocuparse por el agricultor. Todo se centra en el doble significado de la palabra latina *malum* y su repercusión en las sucesivas traducciones bíblicas. Por una parte significa *lo malo* y por otra *manzana,* pomos, limones o membrillos. De esta manera llegó a confundirse la inocente fruta con la apariencia de la maldad.

La manzana de la discordia

Con la manzana de la discordia, extraída de la mitología griega, pasa lo mismo que con la manzana del Paraíso. Seguramente tampoco era una manzana, sino un fruto típico de la antigua Grecia como el membrillo, el melocotón o un cítrico. La historia es como sigue: Eris, la diosa de la discordia, no estaba invitada a la boda de Tetis y Peleo, lo que la llenó de ira. Se propuso hacer una jugarreta a las diosas invitadas –Calista, Era, Atenea y Afrodita– inscribiendo en un fruto dorado «Calista, la más bella» y lo lanzó a la multitud. Así empezaron serias disputas que a la postre tuvo que solucionar Paris respondiendo al dilema de cuál de ellas era la más bella. Eligió a Afrodita y el desacuerdo de las otras provocó el inicio de la guerra de Troya.

La manzana desempeña también un importante papel simbólico en muchos otros cuentos, como por ejemplo el de la malvada madrastra de Blancanieves que consigue sus propósitos con una manzana envenenada. Ella, la madrastra, había emponzoñado únicamente el lado rojo del fruto para así poder evitar las sospechas de Blancanieves, que mordería la otra mitad. La manzana también aparece en otros cuentos como los de *Las mil y una noches*. Entre ellos destaca uno en el que el califa Harum al Raschid narra una leyenda en la que tres manzanas muy especiales pueden salvar la vida de una muchacha, lo que pasa es que para conseguirlas ha de hacerse un viaje muy largo y peligroso. Una vez conseguidas ejercerán un poder nocivo e incluso mortal a todos los que han intervenido en su búsqueda.

La medicina tradicional en el condado norteamericano de Vermont

La aportación del médico rural Clinton Jarvis

El doctor Clinton Jarvis (1881-1945) era un joven médico inexperto cuando empezó a ejercer como tal a inicios del siglo XX en la pequeña ciudad de Barre, al norte del pequeño condado de Vermont; su primera práctica fue para la H.N.O. y trataba de las enfermedades oculares. Aunque sus estudios y su firme decisión presagiaban que sería un buen médico, confesó en ocasiones su amor a la tierra y a los animales y aseguró sentir un fuerte apego hacia la naturaleza y sus propiedades.

En sus primeros años de prácticas este médico rural se enfrentó a una medicina que sus años de estudio en Burlington no le dieron a conocer. Se trataba de la medicina tradicional transmitida de boca en boca y de generación en generación por todo aquel apartado territorio del condado de Vermont y que estaba muy arraigada en la población agrícola de la localidad. Él mismo dijo: «Traté el problema formalmente, quise ganarme la confianza de la población local».

Observando el pueblo

Jarvis reconoció al instante que los habitantes de ese condado seguían métodos curativos correctos y empezó a estudiar sistemáticamente los efectos terapéuticos de la medicina tradicional, primero en animales y luego en él mismo y otros voluntarios. Analizó incluso las costumbres dietéticas del pueblo y vio el importante papel que desempeñaba el vinagre de manzana.

Jarvis tuvo éxito en sus observaciones sacando conclusiones que con el tiempo conducirían a la práctica en el marco de sus estudios. Éstas le llevaron «de una curiosidad a una seguridad en las observaciones» y a afirmar que «los medios tradicionales probados eran mejores incluso que los recomendados por la medicina clásica».

En los viejos manuscritos

Hojeando el herbario del doctor Jackobus Theodorus fechado en Basilea en el año 1654, encontramos una lista de los diferentes males en los que las manzanas desarrollaban su papel curativo unos 350 años atrás.

- Se recomendaba comer manzanas ácidas para la indigestión por humedad. Las de un gusto suave son más eficaces que las de gusto fuerte, refrescan y contienen la fiebre en la boca.
- Si pasamos por una sartén previamente untada con mantequilla manzanas ácidas lograremos un remedio para los enfermos en general.
- Comer demasiadas manzanas ácidas crudas provoca estreñimiento, pero a la vez son diuréticas y previenen náuseas y vómitos.

- Las manzanas dulces debilitan el cuerpo, son efectivas contra el frío de estómago y también contra las mordeduras venenosas de los animales.
- Toda manzana es medicinal. Beber su zumo mezclado con azafrán ayuda a eliminar las lombrices.
- Dorar en una sartén una manzana dulce con cenizas calientes y ponerla sobre el ojo doliente actúa como calmante. También se puede cocinar con agua de rosas o leche humana y usarla como emplaste.
- Las punzadas en los costados se solucionan también pasando por una sartén una manzana dulce con cenizas y poniéndola en la zona afectada.
- El jarabe de manzana dulce fortalece el corazón débil, previene las lipotimias y es bueno para el estómago, contra la melancolía y el oscurecimiento de la sangre.
- El jarabe de manzana ácida es efectivo contra la fiebre cardíaca y el cansancio, apaga la sed, fortalece el corazón y el estómago.
- De las flores del manzano se extrae un agua que calentada e inyectada actúa contra la rojez y la deformidad de la cara, embelleciéndola y haciéndola más clara; también hace más fina la piel.

Tradición escrita

Ya que estos métodos caseros no constaban por escrito, pues pertenecían a la tradición oral, Jarvis se dedicó a recogerlos y analizarlos en su libro *Folk Medicine*. Una obra que representa «el legado de un saber que las generaciones de vermontinos se han ido transmitiendo oralmente». Jarvis ha dado a conocer esta medicina a todo el mundo. Basándose en sus investigaciones ha desarrollado una terapia fundamentada en el vinagre de manzana y paralelamente muestra la respuesta de la medicina tradicional con plantas comestibles, hierbas curativas, té de hierbas, aceites curativos y en general métodos naturales de alimentación y de vida.

Plantas curativas y aire puro: los fármacos de la naturaleza

El origen de la medicina tradicional, con sus fármacos y métodos, se pierde en la noche de los tiempos. Primero fueron los recolectores, pastores y cazadores, y luego los agricultores y las amas de casa los que observaban atentamente la naturaleza y cómo se curaban los animales.

Las personas contemplaban al animal enfermo que, siguiendo su instinto, rehusaba ciertos alimentos y comía únicamente plantas y hierbas escogidas para sanarse. Bebían mucho y se apartaban de la manada para disfrutar del aire puro en soledad. Los humanos advertían además cómo los animales heridos se revolcaban en el barro para curarse las heridas, se libraban de las picaduras de los insectos bañándose en el lodo y se purgaban comiendo hierbas cuando habían ingerido algo en mal estado. Los animales mordidos por una serpiente escarbaban la tierra en busca de raíces especiales cuyas sustancias actuasen a modo de antídoto.

Recuperar los instintos perdidos

Los humanos imitaron estas enseñanzas de los animales y usaron la fuerza curativa de la naturaleza incluso para su propio bienestar. Así empezó a desarrollarse la medicina tradicional. Jarvis asegura que «la naturaleza fue la primera farmacia de la humanidad». Es una lástima que se hayan perdido la mayoría de los instintos que el hombre debía poseer en la antigüedad, ya que nos hubieran dicho cómo él se mantenía sano y fuerte hasta la vejez sirviéndose de métodos naturales.

Desde luego, estando aún en los albores de esta medicina, no se puede decir que es tarde para aprender, si es que se quiere, de las leyes de la naturaleza tal y como hacen animales e incluso los niños pequeños.

Mantenerse fuerte y sano

Las terapias de la medicina tradicional intentan fortalecer el cuerpo hasta el punto de poder evitar la enfermedad, por lo

18

que sus métodos serán preventivos. Hasta la medicina oficial sabe que es preferible la medicina preventiva a una «medicina reparadora». En caso de enfermedad o herida deben potenciarse las facultades autocurativas del cuerpo humano de acuerdo con esta medicina tradicional.

La ciencia se basa en la experiencia

Esta ciencia puede ser el origen de la propia medicina, ya que los remedios naturales y caseros son muy anteriores a la medicina convencional. Si ésta trata de curar y conocer las enfermedades, la tradicional sólo quiere curarlas y/o prevenirlas. Se apoya en la experiencia personal y en las tradiciones, sin que éstas deban ser comprobadas en un «doble estudio ciego». Sólo cuentan las terapias que han conseguido el éxito.

Por eso la medicina tradicional mantiene las terapias caseras como beneficiosas en tanto que son efectivas y a pesar de que a veces no puedan ser corroboradas por la medicina científica. Cada día más científicos se acogen a estas terapias curativas y muchos de los aspectos que en principio parecían incompatibles, hoy se ven como base del conocimiento en la medicina científica.

Contribución a la salud

Las contribuciones más importantes de la medicina tradicional a la salud son los alimentos que comemos, lo que bebemos, el aire que respiramos y el modo en que vivimos.

Entre las terapias y los medios de curación empleados se cuentan los alimentos, las raíces, las hierbas, los ungüentos y las bebidas que la naturaleza proporciona. Son medios asequibles, baratos, saludables y, sobre todo, sin efectos secundarios.

Según la medicina tradicional, se cae enfermo cuando se descuidan durante largo tiempo las reglas fundamentales de la vida. La enfermedad «no viene como un ladrón en la noche», dijo Jarvis. Según su experiencia, nuestro cuerpo avisa mucho antes de que se manifieste la enfermedad, para que nos demos cuenta de su presencia.

No todo es achacable a la vejez

Muchos males se observan como signos de vejez que deben aceptarse sin más, por ejemplo, el crecimiento de la barriga, la escasez del pelo, el deterioro de los dientes, el rápido cansancio de los ojos y su mayor sensibilidad a la luz, el aminoramiento de la capacidad de razonar –cada vez se interrumpe más nuestra capacidad de atención cuando alguien nos habla–, las uñas quebradizas y frágiles y las articulaciones anquilosadas.

Los que siguen la terapia del vinagre de manzana son de otra opinión, según Cyril Scott, «saben que sólo varían el metabolismo y el equilibrio interior del cuerpo...; dicen además que no es necesaria la aparición de todos los males cuando se han tomado las precauciones correctas y a tiempo contra ellas». El médico americano representante del «aprendizaje para una salud natural» Paul C. Bragg afirma que la ciencia no conoce las enfermedades de la vejez, para él es sólo «que una persona de unos 70-80 años no tiene motivos para morir. La vejez no es ningún veneno». Según Bragg, los dos principales enemigos de la vida son las sustancias malignas que acumulamos (ya que nos deshacemos de pocas) y que podríamos reducir aún más gracias al vinagre de manzana, y la falta de sustancias nutritivas provocada por una alimentación pobre y poco variada. Muchos ancianos comen demasiados dulces y grasas con la excusa de que comer es una de aquellas cosas que aún les proporciona felicidad.

Contra el que piensa que es demasiado tarde para él, el defensor del vinagre de manzana, el ya mencionado Scott, dice que «puede devolver la energía a todo el que la haya perdido pues los más viejos pueden notar más sus efectos».

Paul C. Bragg afirma también: «A lo largo de los años he visto muchísimos ancianos prematuros con una piel muy vieja y unas articulaciones muy tensas que gracias a una cura de vinagre de manzana y miel han quedado como nuevos en poco tiempo».

El vinagre de manzana ayuda a una larga vida

La medicina tradicional del estado de Vermont establece una relación entre la duración de la vida y la alimentación en la que es primordial una vieja receta básica, tanto es así que si un hombre la siguiese podría alcanzar en circunstancias normales los 5×20 años del libro de Jarvis, es decir, los 100 años de edad.

Es muy fácil: beberse dos cucharaditas de té llenas de vinagre de manzana mezcladas con miel y agua. No pasa nada si se toma más veces al día. Esta pócima aporta al organismo humano gran cantidad de sustancias vitales y el frescor del ácido acético, lo que procura, según todas las experiencias y en poco tiempo, una gran resistencia y buena forma física: es una buena cura para todo el cuerpo.

El doctor Jarvis informa de que «en nuestras granjas uno se puede encontrar con hombres de unos setenta años capaces de aguantar una jornada entera de trabajo y otros de ochenta años que viven del campo y parecen mucho más jóvenes».

El vinagre en la historia

La historia del vinagre es tan vieja como la de la propia humanidad. Desde tiempos bíblicos se tiene constancia de la existencia de diversas sustancias ácidas, por ejemplo, en el Antiguo Testamento, más concretamente en el libro de Ruth (2.14), se narra que había un recipiente con vinagre sobre una mesa en el que mojaban pan, lo que entonces era un manjar, y en el cuarto libro de Moisés se lee que «ni hombres ni mujeres con votos deben beber vinagre de las bebidas fuertes», y es que a menudo el vinagre era tenido por estimulante.

EL ORIGEN DE LA HUMANIDAD

En verdad el vinagre es más antiguo que la Biblia, puesto que no necesita de la manufactura humana para su existencia. En condiciones muy concretas la fruta caída por sobremadurez puede tener una cierta fermentación alcohólica y dar lugar al vinagre. La humanidad no encontró vinagre por sí mismo si no que tuvo que fabricarlo, como a todos sus derivados.

En el siglo XIX se descubrieron restos de vinagre en recipientes del antiguo Egipto, por lo que se puede certificar su uso miles de años antes del nacimiento de Cristo. El testimonio más antiguo de su comercio reglamentado data de los tiempos babilónicos (3000 a.C.), se trataba de vinagre de dátiles. Los babilonios ya conocían sus facultades curativas, pero también sus poderes como conservante de un botín de caza; así, la carne no se echaba a perder tan rápido en un clima caluroso.

Símbolo de la vida

Los antiguos chinos usaban el jarro de vinagre como símbolo de la vida. En un texto antiguo se lee: «... el enloquecedor vapor de elixir de la vida, el vinagre...». También los indios, persas, sumerios, asirios, mesopotámicos, griegos, romanos, fenicios e incluso los germanos lo empleaban para sazonar, conservar, beber, como purificador de la piel o como embellecedor. Pero siempre entre los escribas destaca su papel fortalecedor, sanador y desinfectante.

El vinagre, antibiótico de los antiguos

El vinagre fue el primer antibiótico de la humanidad. Desde tiempo inmemorial servía para intentar privar de malignidad a los microorganismos portadores de enfermedades. No se sabía cómo funcionaba, aunque la experiencia así lo aseguraba. Se limpiaban heridas y se prevenían gangrenas. La simple aplicación de una compresa empapada con vinagre servía para aplacar todo tipo de inflamaciones, dolores de oídos, picaduras de insecto, contusiones o incluso mordeduras de serpiente. Su vapor se recomendaba contra las enfermedades respiratorias como la tos, el dolor en el cuello, los resfriados y la nariz tapada.

Su uso por los antiguos médicos

- Hipócrates de Cos (460-375 a.C.), el llamado padre de la medicina, conocido por el juramento hipocrático, usaba vendas impregnadas con vinagre para enfriar y desinfectar heridas; además lo utilizaba como medio particularmente efectivo contra las dificultades respiratorias, la halitosis (mal aliento) y los problemas intestinales.

- El médico romano Galeno (129-199 a.c.) usaba el vinagre como panacea, pero sobre todo contra la sensibilidad a los cambios climáticos, problemas estomacales, dolor de garganta y tos.

Una ayuda para la plenitud corporal

Los griegos y los romanos tenían siempre sobre la mesa vinagre aromatizado con raíces y hierbas en el que se mojaba pan. Aún hoy se conservan algunos de estos recipientes. En la actualidad se mantiene una tradición similar en ciertos países del Mediterráneo. El vinagre también se utilizaba para condimentar, conservar la carne, el pescado, la verdura y para suavizar la carne de caza.

El libro *De re coquinaria* es un recetario de diez volúmenes datado en fechas del emperador Tiberio (14-37 a.C.) y atribuido a un tal Marcus Gavius Apicius en el que también aparece el vinagre. El pescado a la parrilla se conservaba con un chorro de vinagre caliente, servía para limpiar marisco sumergiéndolo en vasos llenos de vinagre y también era un condimento indispensable, aunque bien aderezado, para la preparación de la salsa tártara junto con huevos y aceite.

Tanto los griegos como los romanos conocían muchas clases de vinagre fabricado con frutas como la uva, los higos y una especie concreta de cebada. Su preferido era el vinagre de malta, que importaban en grandes cantidades de Egipto.

El Potus, *bebida que calma la sed*

«¡Todo es vinagre!», gritaba el hombre de la antigüedad y aún en siglos posteriores cuando la cerveza, el vino o el mosto se agriaban y se volvían vinagre. Se responsabilizaba a la luna, a las constelaciones o a divinidades molestas, pero entonces del apuro surgió una gran idea: en vez de enfadarse por lo sucedido, se decidió diluir ese líquido alcohólico con agua y así conseguir una bebida de lo más refrescante a la que los romanos llamaron *potus* o *posca*. Aquella esponja mojada en vinagre que un soldado clavó en su lanza acercándola a Cristo crucificado, era únicamente para calmar la sed y no para torturarlo todavía más como erróneamente se pensaba.

La bebida de los legionarios romanos

Los legionarios romanos en campaña, incluido Julio César, tenían la obligación de beber a diario una mezcla de vinagre y agua. El primero hacía bebible el agua a menudo contaminada de los territorios de clima cálido donde se encontraban. Se ha demostrado además que con esta bebida los soldados caían menos enfermos y sus heridas sanaban con mayor rapidez. Algunos historiadores creen que a muchos soldados no les gustaba demasiado y con el tiempo llegaron a sustituirla por vino, primero en raciones semanales y luego a diario. Los historiadores creen que esto influyó en la fortaleza y resistencia de los soldados y pudo suponer un motivo para la caída del Imperio.

¿Quemó Aníbal los campos con vinagre?

Se sabe que el general cartaginés Aníbal (246-183 a.C.) atravesó los Alpes en pleno invierno con sus soldados, caballos, vituallas e impedimenta militar para conseguir entrar en una zona desprotegida de Italia y vencer allí por dos veces a las sorprendidas legiones romanas.

Lo que no resulta tan conocido es que llegado a un poblado y denso bosque impenetrable ordenó a sus soldados talar muchos árboles. El historiador romano Tito Livio escribió: «Cayeron árboles inmensos que se hacinaron en el suelo formando un montón. Una vez prendido, vino un fuerte viento que empujó las llamas a los campos adyacentes previamente rociados con vinagre empobreciéndolos. Los soldados apartaron con su impedimenta los restos que privaban el paso a las bestias de carga y a los elefantes».

Los ácidos debilitan las rocas

Plinio el Viejo (23-79 d.C.) demuestra que en tiempos lejanos ya se sabía que «el vinagre podía suavizar comidas y otras cosas y que no se deben rociar los campos con él».

No es seguro que el prestigioso general cartaginés se abriese camino con la ayuda de este producto. Livio vivió 200 años después de Aníbal, por lo que sólo pudo explicar lo que decía una leyenda transmitida de generación en generación.

El historiador Georg G. Pisanski se hacía al respecto dos preguntas clave en su libro *Historischcritischen Untersuchung, ob Hannibal bei seinem Übergange über die Alpen die glühend gemachten Felsen durch Essig gesprenget habe?*. La primera: ¿Dónde podría haber transportado Aníbal tanto vinagre por una zona de tan escasa vegetación?¿Sabría que luego le iba a ser tan necesario?, y la segunda pregunta era: ¿De dónde provenía tal cantidad de madera para provocar un amontonamiento tan intenso? Livio habla en otro lugar al respecto: «No sólo se encuentran tantos y tan grandes árboles en las altas cimas, sino más abajo también los hay más esparcidos. Los animales de carga no pudieron nunca sentirse hambrientos con la hierba que había».

Pisanski llega a la conclusión de que rociar los campos con vinagre sólo puede ser fantasía: «De tanto en tanto entrelaza algo fantástico».

Los historiadores opinan

De todas las opiniones contrastadas se puede concluir que «lo más creíble es que los soldados de Aníbal talasen los árboles con sus propias herramientas y es a ellos a quienes se les debe atribuir el incendio y el uso del vinagre».

Aunque últimamente no ha sido tema de interés, lo que de verdad ocurrió en el pedregoso paso de los Alpes por el monte Cenis está lo suficientemente claro, Aníbal debió su avance al vinagre. El ya mencionado historiador Pisanski ha encontrado tres razones de peso:

- Livio debió haber enriquecido su narración con exacerbada fantasía; lo del vinagre caliente parece del todo improbable, es una acción en principio sin un motivo concreto.
- Aníbal comandaba un ejército de 60.000 hombres cuando empezó a pasar por las montañas. Seguro que sus soldados como también los legionarios romanos se proveían con abundante vinagre para mantener las fuerzas y poder tratar a los heridos. Es muy posible que entre ellos hubiese por lo menos una docena si no más de proveedores de vinagre.
- Además de sus soldados Aníbal disponía de 9.000 caballos y 37 elefantes para la guerra o para la carga. Quien haya visto lo fácil que les resulta a estos últimos arrancar un árbol de gran tamaño, no dudará de su facilidad para dar éxitos al general y en arrastrar tanto la madera necesaria como un montón de rocalla para ser incendiada. El propio Pasinski escribió: «Aníbal entendió cómo salir adelante en situaciones difíciles gracias a la improvisación».

Resumiendo, parece ser que la tradición confirma lo ocurrido. Si Aníbal no hubiese usado vinagre en esta estrategia la historia habría quizá seguido otros derroteros, los romanos habrían sufrido más derrotas y los cartagineses hubieran podido evitar la total destrucción de su capital.

El vinagre, un bien precioso

Hasta bien entrada la Edad Media el vinagre gozaba de gran importancia, estaba en todas las casas: en la cocina, en el botiquín o en el lavabo. Los baños de vinagre que ya incluso tomaban la damas de la antigua Roma vivificaban la piel y favorecían el bienestar. En el no tan oscuro medievo se consideraba un producto esencial para la belleza para las entonces no pocas coquetas.

Fue en esta época cuando el vinagre tuvo su esplendor, mezclado y refinado con toda suerte de aromatizantes como el ajo, la miel, la mostaza, hierbas, raíces o incluso trufas. También se habían conseguido más tipos de vinagre para uso culinario en salsas u otras comidas, como conservante y como condimento para aquellos manjares en no muy buen estado, lo que los cocineros hacían bastante a menudo por necesidad. Un uso tan generalizado favoreció el comercio en masa que se hacía desde casas de abasto en las que entraba el vinagre en grandes barriles de madera.

Vinagre para un hechizo

A veces los llamados sabios usaban el vinagre mezclado con hierbas y raíces picantes con el propósito de alejar enfermedades, hechizos de brujería, insomnio, depresiones y el mal humor. Por ejemplo, algunas casas tenían un recipiente con vinagre aromatizado con ruda para alejar a las brujas y evitar enfermedades contagiosas.

El inicio de la producción industrial de vinagre tuvo lugar en la Europa del siglo XIV, concretamente en los alrededores de Orleans. Su fórmula de producción encerró un carácter de absoluto secreto. Se vendía tanto que hasta el fisco del condado de Hesse se vio obligado en el año 1553 a imponer un impuesto a todo tipo de vinagre o derivados. Lo mismo ocurriría en la Inglaterra de Carlos II en el año 1673 con el vinagre y con el mosto de cerveza.

Vinagre hasta en botellitas

Hasta el siglo XIX era fácil que las mujeres en situaciones difíciles fueran propensas a tener lipotimias librándose así de muchas calamidades. Los apretados corsés de la época podían causar paros respiratorios y en consecuencia desmayos. Los primeros auxilios se daban con una botellita llena de vinagre puro o perfumado. Madame de Sévigné (1629-1669) escribió en una carta a su hija: «Mantén firme la moral en las manos y una botellita de vinagre bajo la nariz para que nunca más en la vida puedas sufrir un "naufragio"».

El «vinagre de los cuatro ladrones»

Durante mucho tiempo las vajillas, los recipientes en general, el instrumental quirúrgico o incluso el cuerpo enfermo se cuidaban con vinagre. Este asequible método de desinfección servía para disminuir el riesgo de contagio en las habituales epidemias de peste.

En 1720, cuando llegó ésta a Marsella, los ladrones que atracaban las casas de los enfermos se protegían enjuagándose la boca y con friegas de vinagre muy condimentado con miel, cálamo aromático, lavanda, romero, canela, vainilla, alcanfor, pimienta en grano, flor de azahar, nuez moscada y comino. Su efectividad contra el contagio se pudo probar gracias a que cuando fueron apresados y llevados a juicio para responder por su delito y aún creyendo que eran culpables se les dejó en libertad. Desde entonces ese vinagre se llama «vinagre de los cuatro ladrones» que aún hoy se usa en algunos parajes de Francia.

Vahos de vinagre contra las enfermedades pulmonares

Durante siglos el vinagre ha servido de cura contra resfriados y enfermedades pulmonares en general, para la que solamente se necesitaba respirar de una cubeta. El vapor que desprendía servía para suavizar la enfermedad y evitar el contagio de los asistentes. Se cree que era suficiente con olfatear una esponja impregnada para prevenir el contagio. Algunos llevaban un pequeño bote de plata levemente agujereado llamado *vinaigrettes,* en el que se guardaba un pañuelo mojado en vinagre que se olía de vez en cuando.

Hasta el siglo xx las heridas se curaban con agua avinagrada y un vendaje. Se recurría a ello cuando los medicamentos escaseaban, como en la guerra civil americana o en el período europeo de entreguerras. La siguiente frase se atribuye a un tal Valentinus, que vivió en el siglo xv: «No hay en la medicina nada más útil que la ayuda del vinagre». Sólo 200 años atrás la mayor parte del vinagre producido se destinaba a la curación o a la fabricación de medicamentos.

Hoy en día se puede conseguir el anteriormente mencionado «vinagre de los cuatro ladrones» en algunas tiendas especializadas de Alemania. Se recomienda usarlo en platos con tomate, salsas, escabeches de caza y con el pescado.

Vinagre sobre el mar

Hasta el siglo XIX existieron normas muy estrictas en la marinería, por las que el capitán no podía echarse a la mar sin llevar a bordo una carga de vinagre. Con él se limpiaba la cubierta del buque y los camarotes, y los marineros lo bebían diluido para prevenir enfermedades una vez el médico regulase las proporciones y fuese correctamente preparado en la cocina. El ministro francés especialista en vinagres Antoine Parmentier escribió que se habían: «mojado en vinagre incluso aquellas cartas que provenientes de tierra eran sospechosas de haber sido contagiadas con alguna enfermedad», y llega él mismo a resumir que el vinagre ha sido el método más efectivo para combatir el contagio de enfermedades y el medio más seguro contra la podredumbre.

La decadencia del vinagre

Aunque el vinagre ha estado siempre considerado un tesoro, algunos médicos medievales temieron que produjera alteraciones en la calidad de la sangre y que podía debilitar y disminuir el semen, una idea que perduró en algunos lugares hasta principios de este siglo por más que la ciencia demostrase que era falsa. El ácido acético es un producto intermediario en el metabolismo humano que actúa en la transformación de la grasa, de los hidratos de carbono y proteínas a un ritmo de 100 gramos diarios. El cuerpo humano podría incluso admitir en las comidas mayores cantidades sin causarle ningún daño en un corto espacio de tiempo.

El agua potable como primera causa de enfermedad

¿De dónde viene el olor insoportable del vinagre? Una posible explicación es la de que en la antigüedad los labradores de los territorios cálidos bebían agua con vinagre como remedio contra la sed. Cuando uno de ellos caía enfermo lo atribuía a las sustancias del agua potable que producían sobre todo náuseas y malestar. Se llegó a acusar falsamente al vinagre.

Envenenamiento por plomo en la vajilla y en los cubiertos

La razón de la peligrosidad del vinagre se encuentra en que el ácido acético descompone metales como el hierro, el bronce, el cobre o el cinc, además del venenoso plomo. Se depositan en las paredes intestinales y el plomo resulta peligroso hasta el punto de ocasionar enfermedades estomacales o intestinales. Algunos historiadores han sospechado que durante el Imperio romano los envenenamientos por plomo estaban a la orden del día (a menudo con consecuencias fatales), pues se usaban muchos recipientes y cuberterías ricas en plomo. Otros interpretan que la caída de aquel imperio fue también ocasionada por las numerosas intoxicaciones de plomo. También los efectos dañinos del plomo en los órganos reproductores del hombre y de la mujer deben haber sido considerables; hoy el vinagre se conserva en barricas de madera o tanques de material artificial como cristal o loza.

Expresiones idiomáticas sobre el vinagre

La gran importancia del vinagre en todos los pueblos de la antigüedad y en la modernidad como alimento, método curativo y de higiene ha originado infinidad de expresiones en el lenguaje popular.

PEQUEÑO BREVIARIO DEL VINAGRE

Si la vid es símbolo del vino, la hoja de parra y la espiga lo son del vinagre natural. En algunas botellas de vinagre aparece este símbolo que es una referencia al origen del vinagre fermentado.

La materia prima de este vinagre es el alcohol, cuya fermentación se mezcla con uvas, caña de azúcar, remolacha azucarera, patata o manzana. Tales aportaciones alcoholizantes entran en contacto con las bacterias del vinagre y favorecen un segundo proceso de fermentación. El uso de diferentes materias primas y aromatizantes dará lugar a una gran diversidad de vinagres. Se puede decir que hay tantos vinagres como platos de comida.

La esencia sólo es adecuada para la limpieza

La esencia del vinagre se suele denominar en casi todos los países como vinagre, pero no procede de un producto natural, sino que es un ácido acético artificial y oscurecido. En un libro de usos sobre el vinagre se lee que «no debería usarse para condimentar platos a menos que sea muy necesario». Esta esencia se emplea sólo para limpiezas a fondo o descalcificaciones y es especialmente eficaz para la limpieza del intestino animal en los mataderos. Puede ser justificable usarlo en la cocina para cocer, pero siempre en cantidad ínfima. Es el caso de las salsas picantes, lográndose una importante reducción de tiempo en su elaboración.

Vinagre para todos los gustos

Vinagre de aguardiente

El vinagre de aguardiente o vinagre de alcohol procede del aguardiente, que la mayoría de las veces se destila añadiendo remolacha o caña de azúcar, el ron. Algunas veces se usa patata o grano como materia prima. El vinagre de aguardiente incoloro toma el nombre coloquial de vinagre de mesa ya con un aroma más refrescante y ácido y con un gusto totalmente diferente al de sus materias primas. Es el de peor clase de todos los vinagres de fermentación. Para una elaboración más cuidada la industria añade un 10 % de ácido, del que al final sólo queda un 5 %. Se prepara una infusión especial de pepino para conservar los ácidos y se aderezan los escabeches de pescado con una base de vinagre de aguardiente mezclado con sal, azúcar y especias.

Vinagre de vino

La base del vinagre de vino puro es la uva roja o blanca. Se fabrica en países de cultura vitivinícola y se caracteriza por su inconfundible aroma a vino. Debido a su alto porcentaje de acidez (un 6 %), es mejor usarlo con moderación. El vinagre de vino tinto tiene un olor muy fuerte, se usa para marinadas y platos de carne así como para las salsas, aunque también se puede añadir a platos con col lombarda o lentejas. El vinagre de vino blanco, más suave, es adecuado para platos de legumbres, de pescado y ensaladas. El vinagre de cava, más refinado, es del todo recomendable en las coloristas ensaladas de verano, para pescado azul, ave, marisco y setas.

El vinagre es siempre tan adecuado como el vino del que procede. Los grandes viticultores de vinagre se reconocen porque tienen en su etiqueta el origen, el tipo de uva utilizado y el año del vino que se ha convertido en vinagre.

En Alemania se ofrece también una mezcla de vinagre de aguardiente y de vino. También se le llama vinagre de vino, pero la cantidad de vinagre puro es de 25, 33 o 40 %.

Vinagre de jerez

Es un vinagre típico de la cocina española. La base de este exquisito producto es el vino de jerez. Tiene el gusto y el aroma de las viejas barricas de roble en las que éste permanecía durante años e incluso siglos. Algunos de los más añejos tienen hasta 100 años. Su fuerte vinificación le otorga una graduación entre el 6 y el 8 %. Es ideal para marinadas de carne y de caza, para potajes y para ensaladas de invierno con champiñones crudos, da mayor calidad a las salsas para carnes a la brasa, así como a todas las salsas para carnes y la de tomate, es adecuado con la verdura y los espárragos fríos, con milamores, achicorias y perejil. Los vinagres de jerez más balsámicos se presentan siempre en botella oscura para que la luz no disminuya la calidad de su contenido. Este vinagre tan reposado debe ser usado con moderación, debido al gusto y al aroma tan intenso que tiene además de su relativamente alta graduación que puede disfrazar otros aromas. Pocas gotas bastan para hacer una salsa para ensalada.

Vinagre de malta

El vinagre de malta proviene de Gran Bretaña y de Sudáfrica. Su base es la adición de cebada de malta germinada a vinagre de cerveza. Su sabor es agridulce, el color varía entre dorado y marrón. Sirve para aliñar platos de carne y caza así como sopas picantes, ensalada de patatas o especialidades agridulces orientales. En Gran Bretaña se usa para aderezar sus afamadas salsas picantes y el *fish & chips* (pescado y patatas fritas). Se pone en muchas mayonesas y para dar gusto a la salsa worcester cuyos ingredientes básicos son melaza, anchoas y azúcar. El vinagre de malta contiene un 6% de acidez.

Vinagre de cerveza

Hace miles de años se bebía en Egipto y en Mesopotamia una cerveza llamada *hequa* o cerveza ácida. Se trataba de un paso previo al vinagre de cerveza. La base del actual vinagre es normalmente la cerveza. Éste sirve para potajes sustanciosos, para la ensalada bávara de salchicha, para el *Pressack* y para la ensalada de repollo. Es muy recomendable para aliñar marinadas de carne, chuletas, costillas a la brasa o carne de cerdo horneada, que pintada con este vinagre al final de su tiempo de cocción hará una costra especialmente aromatizada. El «primer vinagre de cerveza bávaro» fabricado a partir de malta está datado en 1510 y procedía de la comarca de Wasserburg del Inn, donde Robert Burghardt se ha convertido en el único fabricante.

Vinagres aromatizados

Los vinagres aromatizados tienen como base el vino, el aguardiente o el mismo vinagre de manzana. Mientras el vinagre puro reposa en barricas de madera o depósitos de material artificial o incluso de acero inoxidable, se le añaden aromatizantes como hierbas secas, ajo, chalota, frutos secos, miel o raíces. Así se crean gustos muy interesantes, y cada amante del vinagre tendría aquí un gran campo de experimentación, ya que estos vinagres aromatizados son muy fáciles de conseguir e incluso con un poco de fantasía se pueden crear nuevas variaciones.

Vinagre de sidra

El vinagre de sidra tiene como materia prima la manzana o el vino de manzana. El vinagre de sidra es el vinagre de manzana para los franceses. Tiene un gusto refrescante y es por sus efectos sobre el metabolismo tan saludable como el de manzana. En combinación con miel se puede aplicar en las salsas agridulces de la cocina asiática así como en las ensaladas de verano, en la ensalada de patatas, en los escabeches de pescado y las marinadas de carne, en las *forelle bleu,* en el marisco, en las mayonesas, en las macedonias de fruta o en los postres.

Otros vinagres de fruta

Limones, piñas, dátiles, frambuesas y otras frutas pueden servir para la confección de vinagre. Se puede poner su zumo o las propias frutas tanto tiempo como sea necesario para que el vinagre consiga el aroma deseado. Para muchos de estos vinagres sólo se debe verter en proporción adecuada el zumo de la fruta deseada para alcanzar el nivel aromático requerido. Se puede fabricar vinagre de piña a partir del zumo de los restos industriales que desechan numerosas fábricas. En cada región de cultivo estos restos parecen no tener valor, pero conservan el 50% del fruto. El vinagre de plátano también se consigue de la fruta desechable para la exportación. El vinagre conseguido a partir del vino de dátiles ya se menciona en la Biblia, para su producción no sólo se usan los frutos de la palmera sino el zumo colado de su tronco.

Vinagres de frutas nobles

Este tipo de vinagres se extrae del zumo de frutas como los higos, albaricoques, melocotones, moras, cerezas ácidas, fresas del bosque, grosellas, mirtilos o naranjas. Se consideran especiales los vinagres de consumo diario como por ejemplo los de encurtidos que proceden de una cosecha seleccionada de fruta seca. Los vinagres de frutas nobles provienen mayormente de plantaciones pequeñas, familiares. El vinagre de moras negras es adecuado para las lentejas, platos de ave y caza. El de naranja es recomendable para carnes blancas y también de ave, además sirve para aderezar la conocida salsa cumberland hecha con especias y añadiendo piel de naranja cortada a tirillas finas a platos de caza fría.

Vinagre de arroz

El vinagre de arroz proviene del sake (vino de arroz) o de un compuesto anterior a éste, el llamado sake de cocina. Si lo conservamos con azúcar tendrá un gusto dulzón. Puede presentar tres colores: blanco, rojo y negro, siendo el primero el que más se acerca a nuestro gusto. Sería impensable cocinar *sushi*, marinadas orientales o comida china con miel sin vinagre de arroz. En el caso del *sushi* sería sustituido por salsa de soja o por especias con las que se aliña el pescado. Así se conserva mejor y disminuye la proliferación de bacterias nocivas.

Se pueden aliñar frutas o verduras, sopas y platos agridulces con vinagre de arroz. Es muy adecuado cuando se quiere aromatizar con flores. Desde tiempo inmemorial se utiliza en China y Japón como método curativo, para frenar el proceso de envejecimiento y para el fortalecimiento general. Los lugares donde en Japón se usa más vinagre de este tipo son Su y Yamabuziku y se encuentra en tiendas de ultramarinos o en negocios especializados en productos asiáticos.

Vinagre de pasas

Este vinagre se fabrica a partir de pasas del sur. Desde hace siglos se produce en Holanda, pero también en la Europa del sur o África del norte. El vinagre de pasas tiene un fuerte gusto a especias y es adecuado para ensaladas picantes, ragús italianos con carne picada, carne de vacuno, caza o cordero, o incluso en platos con manzana. Se debe, empero, usar con moderación debido a su fuerte sabor.

Vinagre de suero lácteo

Su materia prima es la leche condensada y una levadura especial. Este vinagre, tan beneficioso para el estómago, se produce principalmente en Suiza, por su gran cantidad de suero derivado de la fabricación de quesos. Este suave vinagre contiene un 1% de ácido láctico y un 5% de ácido acético. Se recomienda a los enfermos del estómago.

Vinagre de patata

Su materia prima es el licor de patata. Se fabricó en grandes cantidades después de la Segunda Guerra Mundial y hoy en día se utiliza poco.

Aceto balsamico

El vinagre más caro es el italiano *Aceto Balsamico Tradizionale di Modena*. Se le llama el rey de los vinagres. Stephan Clauss, autor de una guía de vinagres para gourmets, lo describe así: «Tiene tanto en común con los demás vinagres como un Rolls Royce con un tractor». El viejo vinagre balsámico es para él un «artículo de lujo asiático sólo comparable al caviar, las mejores trufas y un coñac antiquísimo».

El vinagre original producto de la vieja tradición se describe en la etiqueta como tradicional. Otros balsámicos (entre los que también hay alemanes) siguen unos métodos semejantes pero no pasan de ser imitaciones.

El mínimo son doce años

El verdadero *balsamico* de la provincia de Módena y Reggio Emilia se elabora según las recetas tradicionales a partir de la reducción por cocción del mosto de la uva Trebbiano, que es blanca y contiene gran cantidad de azúcar, que proviene de las viñas de los Apeninos. Otros tipos de uva son, sin más, desechados. Este mosto debe permanecer doce años en barricas de madera y en contacto con las bacterias de ésta. El «extra Vecchio» tiene por lo menos 25 años de reposo tras de sí. Durante estos años el vinagre se irá introduciendo en contenedores cada vez más pequeños de madera noble (roble, castaño, cerezo, fresno, enebro, acacia falsa y madera de morera) y continuamente condensado. El *aceto* recoge el puro sabor de todas las barricas de madera por las que ha ido pasando hasta llegar a conseguir ese aroma perfecto en un proceso que dura décadas. La barrica permanece en una bodega oscura llamada *acetaias,* y es un proceso de purificación que necesita mucho aire fresco y el cambio de temperatura de cada estación.

Una delikatessen *muy apreciada*

Cuanto más viejo es el *aceto*, se torna más concentrado, más aromatizado, más gustoso y oscuro. Los más viejos tienen un color amarronado (chocolate, algo rojizo, acaramelado, ambarino, color caoba o ébano), una consistencia como de jarabe y un gusto dulce y aromático. El cuidado proceso de elaboración y su largo reposo influyen en su precio. Según el grado de madurez aumenta su coste. Fíjense bien cuando lo compren en la etiqueta de la denominación de origen que lo certifica.

El verdadero vinagre balsámico se debe tomar a pequeñas dosis como aperitivo o digestivo. Convierte las ensaladas en *delikatessen* y no deben faltar un par de gotas en los platos de comida italiana, en las lentejas o en los callos. Además puede ser el último toque de los platos dulces, aunque generalmente se asocie vinagre con acidez: resalta el aroma de la macedonia de fruta que ya de por sí es poco ácida. En cambio, no es tan recomendable para ensaladas de color claro como las de achicoria o hinojo, ya que su color marronoso oscuro-rojizo destacaría, haría evidente el aliño y ajaría las hojas fácilmente.

Nota: Desde 1993 ha aparecido un nuevo vinagre balsámico en el mercado. Su base es el vinagre de manzana, cuyo mosto va siendo vertido sucesivamente en tres barricas de roble. Su aroma es muy suave y el gusto a manzana es particularmente notorio. Los gourmets lo usan para las ensaladas y postres de fruta.

Escoger el tipo adecuado

La elección de uno de estos vinagres depende, naturalmente, de su gusto particular y de sus comidas preferidas. Una vez se conocen todos los aromas disponibles, le será muy difícil escoger sólo uno. Para ensaladas es recomendable un vinagre suave, para ricos y fuertes potajes se escoge un vinagre de vino tinto y para la comida internacional como la asiática o la italiana es mejor usar vinagres de la zona de donde ésta proceda. Si queremos en cambio un vinagre para el menaje del hogar recurriremos a uno sencillo; ¡nadie usaría *aceto balsamico* para descalcificar el grifo de la cocina!

Para la salud, el mejor es el vinagre de manzana

Para usos sanitarios o cosméticos debe escogerse el puro vinagre de manzana con todas sus propiedades. Cyril Scott lo recomienda «porque hace efecto contra cualquier mal y no desarrolla efectos secundarios». Pero Scott también sabía que «aunque hay ciertas cosas que son adecuadas para mucha gente, no hay nada que se adapte a todo el mundo». Esto pasa también con el vinagre de manzana. Uno se ha de preocupar de cómo usarlo y de cómo actúa, lo que se dará a conocer en los capítulos siguientes de este libro. Hay que observarse atentamente y ver los pequeños cambios que puedan tener lugar. Siguiendo el lema de que la experiencia ajena es como las flores que nunca se cogen, uno debe tener su propia experiencia y en base a ella escoger la receta que más le convenga.

El doctor Paul C. Bragg sentía gran predilección por el vinagre de manzana, al que veía «más como una parte importante de un programa para conseguir un modo de vida natural que como método especial contra las enfermedades». La piedra angular sería una adecuada alimentación, aire fresco, dormir bien y moverse. El uso de este vinagre es al respecto de gran utilidad.

El vinagre, aparición y desarrollo

Las barricas más antiguas en las que se han hallado restos de vinagre tienen aproximadamente 8.000 años, son casi de la Edad de Piedra. Cuando un cántaro de vino o de cerveza ácida ha permanecido abierto, originándose así una capa de aire, aquello que contenía en su interior puede convertirse en vinagre. Los hombres de aquel entonces se dieron cuenta rápidamente que para ello sólo necesitaban un líquido levemente alcoholizado, mucho aire fresco y temperaturas constantes.

UN PROCESO DE FERMENTACIÓN NATURAL

De vez en cuando puede pasar que el vino, la cerveza u otras bebidas con escaso alcohol como la sidra o el mosto de manzana se vuelvan ácidos. Condición *sine qua non* es que la bebida no esté muy azufrada o que contenga los conservantes necesarios para después dejarla un tiempo abierta al aire y en un ambiente caluroso. Así se depositarán en su superficie las bacterias del futuro vinagre y su alcohol se irá convirtiendo gradualmente en ácido acético. Un proceso llamado fermentación de vinagre.

El ácido acético da a la bebida ese característico gusto ácido. El proceso que lleva al alcohol de la primitiva bebida a convertirse en ácido acético es la transformación en vinagre, mejor dicho, en vinagre fermentado. Se trata de un proceso natural, biológico, que no requiere la mano humana para su fabricación. Por eso se pudo hacer vinagre desde que se tuvo vino, cerveza o sidra.

Todavía son un misterio muchas sustancias activas

Desde el punto de vista químico el vinagre fermentado es un líquido muy complejo. Agrupa junto a agua y ácido acético en menor medida los típicos productos como la glucosa –2 cadenas–, 5 cadenas de ácido glucémico, furfurol, acetona y 2,3 butilenglicol. Siempre quedará un resto de alcohol. Además tiene aminoácidos que actúan en el metabolismo bacteriológico del vinagre. Los diferentes elementos externos conducirán el proceso de fermentación y darán lugar a las diferentes clases de vinagre.

En lo que se refiere al vinagre de manzana, extraído de manzanas sanas y por un proceso adecuado, se puede suponer que contiene todas las sustancias beneficiosas de las manzanas más las del propio vinagre. Lo que significa todas las vitaminas, las sustancias minerales y otros elementos como enzimas, fermentos, sustancias aromáticas, colorantes y fibrosas. El vinagre de manzana es además una sustancia biológica muy útil y un líquido muy rico. En un análisis científico se lograron registrar más de noventa sustancias ambientales como el aldehído, la acetona o el acetato de etilo que se encuentran en el aire. El análisis más concreto del efecto de todas estas sustancias en el organismo humano ocupará todavía mucho tiempo a los dietistas. Hasta ahora sólo se puede confiar en la medicina tradicional y las generaciones que nos preceden. Emili Thaker, una experta en vinagre de manzana, lo defendió como «uno de los líquidos más saludables y alimenticios de los que se tiene noticias».

El seguimiento de las bacterias del vinagre

Aun cuando ya se conocía el vinagre, nadie, hasta el siglo XIX, sabía nada sobre cómo se fabricaba. Corría 1802 cuando el ya nombrado especialista en creación de vinagres Antoine Parmentier dijo: «Los fabricantes de vinagre dicen a los demás fabricantes que su trabajo transcurre en lugares de sombras impermeables, secretas y escondidas, y es de una categoría superior. Tanto es así que cuando alguien no quiere descubrir una cosa, dice "es como el secreto del fabricante de vino"».

Siempre habrá alguien como el abate Rozier que en 1786 logró saber que para el proceso de fermentación era necesario el aire. Puso una vejiga de cerdo sobre una barrica hermética y observó cómo ésta se deshacía al contacto con el fermento de vinagre por la acción del aire. Por entonces se estaba descubriendo la presencia de oxígeno en el aire, lo que para Lavoisier (1743-1794) no sería más que el reconocimiento del importante papel de éste en el proceso fermentador del vinagre. Pero no pudo saber para qué servía aquello que había descubierto.

El papel del oxígeno

Fue Louis Pasteur (1822-1895) quien dio con la clave. Reconoció a los microorganismos que ocasionan el carbunco, la rabia y otras enfermedades infecciosas y desarrolló asimismo vacunas de protección y el método de la pasteurización para alimentos. Con él se eliminan las bacterias de la putrefacción en los alimentos consiguiéndose una conservación más larga, como ocurre en el caso de la leche y los zumos de fruta. Pasteur reconoció también el papel que tuvo el botánico Kützing quien ya había predicho que el vinagre fermentado se hacía mediante microorganismos presentes en la fruta rica en azúcar como la uva y la manzana. También quedaba clara la importancia del oxígeno en todo el proceso, pues estos microorganismos necesitan el oxígeno como todos los organismos vivientes.

Las bacterias se transforman en alcohol

Lo que Pasteur todavía no sabía es que se trataba de bacterias. Pensó, eso sí, que eran pequeñísimos hongos a los que llamó *Mycoderma aceti*. Al fin, esas bacterias, las acetobacterias, fueron descubiertas por G. Hansen (1841-1912) en 1879. Hubo que esperar otros veinticuatro años para poder observarlas en una milésima de milímetro. El investigador Eduard Buchner

(1860-1917) y Meisenheimer llegaron a una conclusión con sus «pequeños bebedores». Resolvieron que las bacterias del vinagre se alimentan de alcohol al mismo tiempo que toman oxígeno del aire. Las enzimas de su membrana celular juntan el alcohol con el oxígeno. Se dice que oxidan el alcohol y, por lo tanto, consiguen ácido acético. Éste procede de las mencionadas bacterias y, tras una larga evolución, se transforma de líquido fermentado a vinagre.

Por añadidura esto ocurre cuando se oxida el agua y se calienta. El agua se evapora de las acetobacterias y el calor restante calienta el líquido fermentado. Por eso son necesarios grandes contenedores en la producción industrial de vinagre que se irá enfriando poco a poco mediante un sistema de cañerías frías. Además del alcohol esas bacterias necesitan una serie de sustancias alimenticias como el calcio, que se encuentra en el mosto de manzana, el vino y otros materiales capaces de fermentar. Algunos fabricantes de vinagre echan azúcar y algunos calisulfatos, fosfatos y clorhídrico para optimizar y acelerar el proceso de fermentación.

Los ácidos acéticos

Existen infinidad de clases de vinagre, de vino, de manzana, de malta, de aguardiente, de miel, aromatizados con especias, etc. pero todos tienen como base común entre un 5 y un 10 % de ácido acético. El vinagre originado a partir de un procedimiento natural tiene un porcentaje de ácido equivalente al del alcohol que tenía antes de convertirse en vinagre. El porcentaje más alto de ácido conseguido tras un proceso natural de fermentación está entre el 12 y el 15 %. Es imposible llegar a cifras más elevadas puesto que su intensidad es tan alta que hasta las bacterias se mueren y se imposibilita un nuevo proceso de fermentación. Ocurre lo mismo con el alcohol que conservan los materiales de desecho. Si sobrepasan los 12-15°, las bacterias no pueden vivir y se paraliza la fermentación. Lo mejor sería que estas bacterias del vinagre viviesen en un vinagre de graduación inferior al 10% y así poder mantener su capacidad para producir ácido acético.

Ácido acético sintético

Se puede fabricar ácido acético artificial. Es un vinagre muy corrosivo y se congela a 16°. Si se diluye en agua, revela su esencia. Se trata de un vinagre de 25° que sólo sirve para limpiar y descalcificar. Algunas veces los niños, por su aspecto inocuo, lo beben como agua y deben ser llevados urgentemente al médico o al hospital. Si reducimos su esencia con cuatro porciones de agua obtendremos un vinagre de 5°, listo para consumir que recibe el nombre de vinagre ácido –contrariamente al vinagre de fermentación– y sólo está formado por ácido acético y agua. Un vinagre apto para las comidas debe llevar en su etiqueta «vinagre de ácido acético» o «vinagre en esencia». En caso que se mezclen ambos tipos de vinagre se debe informar en las etiquetas.

LA PROPIEDADES NATURALES DEL VINAGRE

Nuestros avances en conservación de alimentos, sea por congelación, sea por medio de la química son considerables, sobre todo si se tiene en cuenta que antaño tenían posibilidades muy limitadas para conservar alimentos durante largo tiempo. En invierno tanto la carne como el pescado, la fruta o la verdura no se deterioraban tan rápidamente puesto que los microorganismos como las bacterias de la podredumbre o los mohos se mueren con el frío. Por el contrario, el calor del verano sólo daba tres oportunidades para una larga conservación: ahumar, salar o sumergir en vinagre. Esta última fue la más común, pues siempre es más cómodo conservar más comida en vinagre que ahumarla.

El vinagre conserva

Ya en tiempos de los antiguos egipcios, griegos y romanos se apreciaban los encurtidos en vinagre. Las relativamente altas temperaturas de estas tierras forzaban a unas medidas de conservación, y el vinagre de vino y su calidad de conservante eran ya de antiguo conocidos. Lo que da al vinagre esta cualidad es en principio el ácido acético que destruye muchos cuerpos microscópicos indeseables y no deteriora los alimentos. Las bacterias de la putrefacción apenas pueden aumentar y muchas mueren en él.

Para ser un buen conservante el vinagre ha de tener por lo menos un 5% de ácido acético. En una concentración más pobre, el efecto del vinagre es demasiado bajo para poder eliminar las bacterias de la putrefacción durante mucho tiempo. En el vinagre de manzana se encuentran sobre todo taninos y ácido propiónico, dos sustancias que poseen ciertas peculiaridades para la conservación. El tanino es una sustancia especial para conservación que procede de las paredes celulares de la manzana cortada o partida y es la responsable del color pardusco del vinagre. Se puede comprar tanino en polvo.

El vinagre desinfecta

En siglos anteriores el vinagre era el desinfectante más importante. Este líquido ácido servía a nuestros antepasados como purificador total y era utilizado muchas veces como desinfectante. Por ejemplo, los enterradores lo usaban abundantemente en la época de la peste europea con tal de aminorar o eliminar el riesgo de contagio. Muy probablemente tuvieron algún éxito con esta decisión pues el ácido acético aporta, aunque en relativamente poca cantidad, antisépticos. En los hospitales para pobres del siglo XVIII se aplicaba y se fregaban regularmente los suelos, las paredes y el mobiliario de las habitaciones de los enfermos con agua avinagrada.

Muchos tipos de bacilos y bacterias resistían el ataque del vinagre. Antes del año 1928, cuando Alexander Fleming descubrió los antibióticos contra las bacterias, se ponía un recipiente con vinagre en las habitaciones de los enfermos. La evaporación hizo disminuir el riesgo de contagio y ayudó contra las enfermedades de las vías respiratorias. También se sabe que en las industrias del vinagre, que emanan tanto vapor, no surgen enfermedades contagiosas de las vías respiratorias.

Un poderoso desinfectante

- El ácido acético del vinagre común, de uso alimentario, mata los bacilos de la turberculosis.
- El ácido acético en gas con una concentración de 0,1 a 0,2 gramos por metro cúbico de aire elimina los gérmenes patógenos durante 24 horas.
- El vapor de vinagre produce en la piel y en las mucosas un mayor riego sanguíneo, que sumado a la función desinfectante reaviva las defensas naturales del cuerpo y elimina los problemas bronquiales.
- En 25 minutos una solución con el 2% de vinagre mata los estafilococos y las bacterias piógenas, por ejemplo, en furúnculos.

Una respiración más ligera gracias al vapor de vinagre

El efecto desinfectante del vapor de vinagre se usa todavía en algún centro de salud.

En una clínica privada de Edenkoben, por ejemplo, especializada en curas por vinagre y que pertenece al Weinessiggut Doktorenhof en Wenningen, se utiliza esta técnica para combatir las enfermedades crónicas de las vías respiratorias, los enfisemas pulmonares, el asma bronquial y la tos pertinaz de los fumadores.

En una habitación especial se vaporiza vinagre de fermentación con una solución salina. Los pacientes permanecen una media hora al día respirando este aire avinagrado que les llega a las más recónditas ramificaciones bronquiales, reaviva la circulación sanguínea, elimina las obstrucciones y elimina las bacterias malignas.

Incluso la piel se aprovecha de esta terapia, se tensa y recibe un mejor riego sanguíneo. Además de las inhalaciones se da regularmente a los pacientes una bebida y comidas ricas en vinagre para así actuar sobre el metabolismo y limpiar los intestinos. Se refuerza el sistema inmunológico, y la fuerza autocurativa del cuerpo. Esta terapia profesional puede hacerse en casa. Se inhala vapor de vinagre contra la tos, la bronquitis, los resfriados, las dificultades respiratorias o la ronquera (ver su uso más adelante).

El vinagre de manzana como depurador intestinal

El efecto conservante y desinfectante del vinagre depende principalmente del ácido acético. En contacto con él las bacterias malignas y de putrefacción se mueren rápidamente. Esto provoca que el vinagre posibilite una mejor función de nuestros intestinos, y una digestión sin problemas, pues en los primeros pueden desarrollarse bacterias de putrefacción u otras bacterias dañinas. Cuando se tienen molestias por la falta o exceso de flora intestinal, se habla entonces de una disbacteria que se da con frecuencia y que la sufre casi la mitad de la población aunque pocos lo sepan. Se dan dos graves consecuencias: primero porque se sufre una enteropatía, un debilitamiento crónico del proceso de digestión que en su fase inicial no tiene apenas síntomas; y segundo no se tienen en cuenta los focos inflamatorios en las paredes intestinales, o una mala asimilación de la comida por la flora intestinal. Incluso, cuando aparecen los primeros síntomas como la sensación de saciedad, ardor de estómago, eructos, flatulencias, estreñimiento o diarrea, son tan cotidianos que nadie piensa en una cosa seria.

Por otra parte, no se suelen reconocer muchas secuelas de anteriores comportamientos insalubres. Quien tiene mal humor, ánimo depresivo, dolores de cabeza, dolores reumáticos, alergias, picor en la piel, mayor propensión infecciosa, inflamación de la vesícula biliar, dificultades en el corazón o en la circulación sanguínea e incluso alteraciones de conducta no se da cuenta de que a menudo su problema procede de una anterior enfermedad intestinal.

Veneno en el intestino

El motivo de estos males es la llamada autointoxicación intestinal, que se origina a partir de una sucesión de errores en las comidas: excesiva, monótona, muy tarde por la noche, demasiado a menudo, demasiado dulce, demasiado grasa, demasiado alcohólica, y el movimiento peristáltico de los músculos estomacales debilitados pueden crear un rescoldo entre las microscópicas vellosidades intestinales. Estos restos de mala digestión son un lugar idóneo para las bacterias de la putrefacción y suelo abonado para un proceso de fermentación. Se crean venenos como el indol, el fenol, el escatol, el cresol, el formaldehído, el clempropanol y el clembutanol, que pueden alcanzar al sistema circulatorio o al linfático y influir en todo el organismo y con el tiempo envenenarlo.

Sin dejar que el aparato digestivo llegue a tal situación (úlcera de estómago, duodenal, dolor de hígado o de vesícula) se puede conseguir mucho tomando regularmente vinagre de manzana. El ácido acético ataca las bacterias de la putrefacción en el intestino y elimina un proceso fermentador tan insalubre. Se reduce la producción de sustancias venenosas en el aparato digestivo, lo que con el tiempo influirá en todo el organismo. Aquí se nota el efecto de la materia fibrosa del vinagre de manzana (pectina, potasa, etc.) que procura una excreción más rápida de aquellas sustancias nocivas y previene un proceso inflamatorio en las paredes del intestino. Además, el vinagre de manzana ayuda al metabolismo (es decir, al rápido desdoblamiento de las sustancias aprovechables del cuerpo) aportando albúmina, grasas e hidratos de carbono en la digestión de comidas fuertes.

Su majestad el intestino

En la corte de su majestad la reina María Teresa de Austria (1717-1780) ocurrió un caso que muestra claramente lo que puede provocar comer grandes cantidades de suculenta comida: ella se quejaba de continuos e intensos dolores corporales y de cabeza; su médico, avisado de inmediato, aseguró que todo era producto de su glotonería, que ella seguramente no se imaginaba. Él entonces ideó el siguiente truco: que antes de que la reina comiese se juntara toda la comida en un gran recipiente.

La lista siguiente nos indica la copiosidad de las comidas en la entonces corte austrohúngara: compota de ciruelas, puré de patata, ensalada de col con comino, fruta, estrúdel de manzana con salsa de vainilla, pechuguitas de codorniz, col lombarda, mermelada de grosella, bolas de albaricoque, frutos secos, café, vino blanco y tinto, licor y aun algunos alimentos más. El médico removió todo eso con fuerza y lo puso en el recipiente diciendo: «Así se ve su comida en el intestino de su majestad». Seguramente aquella visión la conminó a ser mesurada con los refinados platos de la real cocina de la corte, y tan pronto como se aligeraron, acabaron sus sufrimientos.

El vinagre descalcifica

Es de todos conocido que el vinagre descalcifica. Una máquina de café con cal volverá a funcionar después de varias limpiezas con vinagre. Si dejamos unas cáscaras de huevo remojándose en vinagre durante unos días, liberarán toda la cal que contengan. El ácido acético actúa sobre el carbonato cálcico y provoca su desprendimiento. Esto ocurre en ambientes ácidos donde haya un ambiente alcalino que favorezca la sedimentación de la cal. Ello hace suponer que el vinagre actúa en nuestros vasos sanguíneos también como descalcificador.

La sedimentación de cal en los vasos influye en el riego sanguíneo y puede dar lugar a una serie de males: trastornos mentales y de concentración, pérdida de vitalidad y rendimiento, entumecimiento y hormigueos en los miembros, entre otros. En un estado avanzado se puede llegar a sufrir taponamientos en los vasos sanguíneos, que en el peor de los casos conllevan infartos o apoplejía.

Los vasos sanguíneos se liberan

Tomar regularmente vinagre de manzana favorece, de acuerdo con la experiencia humana, el riego sanguíneo, y los vasos se descalcifican. Por lo menos es un avance contra ciertos males. Según la información de quienes lo han probado, al cabo de poco tiempo se sienten más saludables, vitales e incluso activos. Mejora la mente en general y también vuelven a sentir calor en las manos y los pies.

Hasta cierto punto se puede demostrar ese efecto beneficioso para la circulación de la sangre. La pectina del vinagre de manzana destruye el dañino colesterol, lo que favorece el paso de la sangre e influye en el estado de los vasos, puesto que la descalcificación de los intestinos no sólo afecta al calcio sino también a la colesterina. El hecho de que todavía no se haya investigado el grado de influencia que tiene el vinagre en la descalcificación, hace que la medicina aún no lo haya reconocido. El doctor D. C. Jarvis estaba totalmente convencido de esta propiedad, y escribió: «Con este ácido natural se eliminan todas las eventuales calcificaciones. Uno debe tomarlo a diario para así tener unos vasos sanguíneos libres de cal».

Noticias sobre la investigación de la esclerosis

Hace pocos años se descubrió un producto derivado del metabolismo de la albúmina, la homocistina, a la que se acusó de ser la causante de la arteriosclerosis o, en otras palabras, de la calcificación de las arterias. Ésta puede causar pequeñas heridas en las paredes del intestino que podrían ser recubiertas con colesterina y calcio y abombarse hasta taponar los vasos sanguíneos. Si estas formaciones son grandes se podría llegar a aminorar el riego sanguíneo y hasta taponar la arteria.

Junto al tabaco, que favorece el crecimiento de estas formaciones, se puede culpar de la arteriosclerosis a los altos valores del colesterol y a las comidas con mucha albúmina.

Bacterias bajo sospecha

Ahora, cuando muchas universidades se han decidido a realizar ciertos análisis, se ha llegado a la conclusión de que «se debe reescribir la historia de la arteriosclerosis».

Las bacterias, que afectan las vías respiratorias (*Chlamydia pneumoniae*) parecen no ser las únicas culpables de las formaciones en los vasos. Tienen su responsabilidad en el espesamiento de la sangre y en la calcificación de los vasos de los enfermos de arteriosclerosis. Es casi seguro que este germen es la causa del mal, aunque los científicos están convencidos de que el tabaco y el colesterol tienen también su parte de culpa. Si esta teoría de las bacterias resultase cierta, se debería llegar a determinadas conclusiones. Quizá sea atribuible al efecto antibacteriano del vinagre o del ácido acético en nuestros vasos sanguíneos su capacidad de limpiar las arterias. Quizá las *clamidias,* como otras bacterias, no resistan el ataque del ácido acético.

La mejora del metabolismo

No cabe duda de que el vinagre de manzana contiene una serie de sustancias minerales, vitaminas y oligoelementos beneficiosos para nuestro metabolismo. Por ejemplo, sin calcio nuestro metabolismo celular no podría funcionar. Estas sustancias vitales se encuentran –aunque con otra composición– en otros alimentos. El efecto refrescante y vivificador del vinagre de manzana se basa, empero, en un componente: el ácido acético, uno de los más importantes motores de nuestro metabolismo. Y la combinación de éste con las otras sustancias del vinagre de manzana lo hacen óptimo para su puesta en acción.

Todo empieza ya en la boca. El gusto ácido del ácido acético y el aroma a manzana corren por la boca juntos como agua. Lo que significa que empieza la producción de saliva, muy importante en todo el proceso de digestión. La saliva licúa el alimento y facilita su transporte.

En la saliva se concentran cantidad de amilasas, que son enzimas de gran ayuda para convertir el almidón en azúcares como la glucosa (azúcar de uva), una de las sustancias más energéticas. Una vez transformado en azúcar se absorbe por el intestino delgado y se distribuye al resto del organismo. La digestibilidad de algunos alimentos aumenta cuando se estimula la salivación con dosis de vinagre de manzana.

Empieza la protección de las enzimas

La mayor afluencia de saliva en el estómago se produce tomando comidas o bebidas con ácido acético. Esto ya lo sospechaba el investigador ruso Ivan Petrowitsch Pawlow (1849-1936). El páncreas, glándula que pesa 80 gramos, aporta saliva al intestino delgado donde se encuentran enzimas como la tripsina o la aminopeptidasa que descomponen la albúmina o disuelven la grasa y la lecitinasa. Las dosis de vinagre de manzana y sus especias ayudan así al organismo a aprovechar mejor la grasa y la albúmina de los platos de pescado, carne, leche, productos lácteos o huevos. Nuevos estudios aconsejan ayudar a la producción de enzimas descomponedoras de cal con unas dosis de vinagre de manzana en la dieta. El ácido acético suaviza el pescado, la caza o las legumbres secas, y diluido aporta su poder al cuerpo.

El ácido acético: un elixir de la vida

El ácido acético no es sólo un componente del vinagre, sino un producto del propio cuerpo, es decir, nuestro cuerpo también lo produce. La mayoría de los seres vivos crean su propio ácido acético para controlar su metabolismo.

Todos los cambios bioquímicos que sufren las sustancias en un cuerpo vivo suelen ir acompañados por la intervención de un producto intermedio, el ácido acético. Se podría decir que este ácido es vital, crucial para la vida, pues sin la transformación de las sustancias adquiridas en elementos esenciales para el cuerpo, no podría existir ningún organismo.

En el género humano casi todos los ácidos grasos, provenientes de las comidas grasas, se transforman cuando entran en contacto con el ácido acético. Con un balance calórico equilibrado, aunque alguna vez aumente o disminuya, se establece la relación de 1 gramo de ácido graso por 2 de ácido acético. Respecto a la transformación de los hidratos de carbono, éstos sobrepasan en dos tercios al ácido acético tomado.

En estos y otros procesos metabólicos se usan unos 100 gramos de ácido acético en el cuerpo por día. Esto es bastante más de lo que podíamos tomar de las comidas, incluso si añadiésemos en ellas grandes cantidades de vinagre.

La conservación del nivel ácido-base

Nuestros fluidos corporales como la sangre, los celulares o los de los tejidos (linfa) tienen su nivel de pH. Este nivel señala cuándo un fluido reacciona de forma ácida o alcalina. En la sangre el pH oscila entre 7,37 y 7,43. Se considera un valor poco alcalino-ácido el núm. 7. Ciertos mecanismos y órganos de desintoxicación (pulmones, intestinos, riñones y glándulas sudoríparas) se ocupan de que el pH del cuerpo se mantenga constante. Los valores excesivamente altos son de inmediato nivelados o eliminados. En pocas ocasiones se producen bajas notables de pH (alcalosis, acidosis), pero cuando se desencadenan pueden provocar trastornos orgánicos o incluso la muerte.

El equilibrio es primordial

Los alimentos que tomamos pueden evolucionar en el cuerpo hacia la alcalinidad, la acidez, o la neutralidad. Es más frecuente la acidez, pues ésta se produce cuando los alimentos consumidos en demasía como la carne, la harina blanca o molida, el azúcar, los dulces, el café o incluso el alcohol están bajo sospecha de causar una sobreacidez dañina en el organismo. Esta sobreacidez es a la vez motivo de diferentes males, que van desde los malestares muy localizados a las enfermedades cardíacas. Algunos dietistas han descubierto que la sobreacidez provocada por una comida poco sana sólo puede dar lugar a enfermedades serias. Si nuestro organismo se ve superado por los niveles de acidez, tiene medios suficientes para expulsar el que sobra.

El vinagre no causa sobreacidez

Para mantener el nivel entre acidez y basicidad, sólo sería necesario beber vinagre de manzana o condimentar con él las comidas. No es cierto que el ácido acético sea la causa de sobreacidez en el organismo. El metabolismo celular quema el ácido y lo transforma en dióxido de carbono y agua. El dióxido de carbono se expulsa y el agua se elimina. Sólo quedan las muchas sustancias minerales del vinagre de manzana que se

54

transforman en bases, en alcalinas. Por ejemplo, si alguien quisiera beberse un litro de vinagre al día, debería saber que el ácido acético puede actuar como acidulante, es decir producirá un incremento ostensible del valor ácido antes de la actuación del metabolismo celular. Para contrarrestar la sobreacidez es recomendable hacer un consumo normal de vinagre de manzana.

LAS SUSTANCIAS VITALES DEL VINAGRE DE MANZANA

El verdadero vinagre de manzana es el natural, que proviene directamente de la fruta, aunque no son todos iguales. Según sea la clase de manzana variará la cantidad del ácido y del azúcar y según el lugar de cultivo y la tierra variarán los minerales y demás elementos en cantidades ínfimas. En consecuencia, también varían los análisis efectuados en ciertos vinagres de manzana según las proporciones de sus sustancias internas. Tales sustancias son las que brindarán el grado de capacidad curativa al vinagre. Es mejor que éstas vayan directamente de la manzana al vinagre, que no que sean aditivos químicos. Si éste es de un color oscuro y denso es que contiene todas esas sustancias.

Si se quiere estar seguro de la calidad de sus componentes lo puede fabricar uno mismo (ver páginas posteriores), pero hay muchos y buenos vinagres de manzana naturales en el mercado. Algunos de los que tienen un color más claro son también de buena calidad.

No hay ninguna sustancia dañina

En los análisis más recientes efectuados a los vinagres de manzana no se observa el uso de aditivos químicos como hidrocarburos clorados, éster de ácido fosfórico, triacinos u otros, lo que resulta de gran importancia entre los productos naturales para la conservación de todas las sustancias internas saludables.

La opacidad es señal de calidad

Prácticamente cada clase de manzana contiene un número relativamente alto de sustancias minerales, como por ejemplo:

- Potasio (100 a 140 miligramos por cada 100 mililitros).
- Calcio (8 a 12 miligramos por cada 100 mililitros).
- Magnesio (5 a 7 miligramos por cada 100 mililitros).
- Sodio (1,5 a 3 miligramos por cada 100 mililitros).

Además, se deben añadir de 2 a 4 gramos de ceniza por cada litro. La ceniza funciona como materia fibrosa protectora de nuestro intestino. Toda una serie de sustancias vitales, sobre todo vitaminas, se encuentran únicamente en el vinagre de manzana turbio y natural, extraído de buena fruta. Por eso el vinagre que se adquiere habitualmente no procede en su totalidad de la manzana. Se debe tener en cuenta que su efecto positivo se basa en la experiencia, por lo que si el que han comprado no aporta los resultados requeridos, es preferible que escojan cualquier otro de la amplia oferta de mercado.

Las vitaminas reconstituyentes

En un buen vinagre de manzana se encuentran vitaminas A, B1, B2, B6, B12, C, E, beta-caroteno y P. Las vitaminas son sustancias vitales, es decir, moléculas de diferente tamaño y estructura sin las cuales nuestro metabolismo no podría funcionar. Los billones de células que poseemos necesitan las vitaminas para poder desarrollar su función, sin ellas éstas morirían.

Las vitaminas se absorben con la comida. Su carencia provoca problemas en la piel, cansancio, apatía y falta de concentración y puede llegar a ocasionar trastornos sanguíneos, dérmicos y oculares así como el escorbuto, raquitismo o beriberi.

Aunque hoy en día contemos con fentogramas que comprueban el peso de las moléculas de las vitaminas hasta una billonésima de gramo, todavía no queda claro cuál es el valor concreto de las vitaminas en el cuerpo. Resulta muy complicado establecer una relación entre las interacciones y sus efectos.

La vejez en jaque por los antioxidantes

Los antioxidantes son sustancias que protegen nuestras células de los radicales libres, moléculas de oxígeno nocivas para el tegumento celular. Éstas provienen de los diferentes productos de contaminación medioambiental como el ozono, los pesticidas e incluso de algunos procesos de nuestro propio metabolismo.

La protección más eficaz corre a cargo del D-alfa-tocoferol, una sustancia repleta de antioxidantes muy efectivos en el organismo y que pertenece a un conjunto de seis tocoferoles relacionados entre sí que forman un grupo conocido como vitamina E. Esta vitamina se encuentra en la membrana celular para expulsar a los radicales antes de que puedan dañar la célula a la que protegen.

Pero no sólo es el tocoferol el que protege nuestras células, sino que éste es ayudado en el interior de nuestro organismo por ciertas enzimas. Cuanto más débil sea la defensa que proporciona la vitamina E, más probable es que se dañen células provocando síntomas de vejez e incluso de cáncer. En la moderna gerontología se sabe que las células dañadas por los radicales están abocadas claramente a la vejez. Algunos síntomas son las manchas en la piel de los ancianos, la distensión de los tejidos, la debilidad muscular, el cansancio constante, la falta de reacción e incluso la falta de capacidad de las células cerebrales.

La acción de la mezcla

La almendras y las pipas de girasol –y con ellas las plantas oleaginosas prensadas como la soja, el maíz o el trigo– son extremadamente ricas en vitamina E. El vinagre de manzana también lo es, pero no tanto como para poder seguir regularmente una terapia de vinagre para abastecernos de esta vitamina.

Respecto al vinagre de manzana se debe decir que ejerce un efecto preventivo contra la vejez a través de otras sustancias. Éste no contiene sólo vitamina E, sino también A, C y beta-caroteno, que asimismo actúan como antioxidantes en el organismo y como efectivas capturadoras de radicales. Las vitaminas E, C, A y el beta-caroteno mezcladas con el vinagre de manzana son muy activas contra el envejecimiento gracias a la acción combinada de todos los elementos.

Adecuado para la salud ocular y la piel

Seguro que usted ha oído alguna vez: «¿Sabes por qué las zanahorias son buenas para la vista? ¿Has visto alguna vez conejos con gafas?». La clave está en la gran cantidad de vitamina A que contienen las zanahorias. Sin ella nosotros no podríamos distinguir nada. Sólo con su ayuda los bastoncillos de la córnea ocular pueden crear moléculas de rodopsina, imprescindibles para la vista.

La llamada «vista purpúrea» no es un proceso único, sino que se produce a cada momento. Cuando la luz llega a la córnea, ésta fabrica la mencionada rodopsina, que se va renovando constantemente. Por eso resulta imprescindible tomar dosis regulares de vitamina A, que también se encuentra en el vinagre de manzana. Con ella se evita la sequedad en todas las mucosidades del cuerpo, de la conjuntiva ocular y, por ende, su inflamación.

Apoya al sistema inmunológico

Es poco conocido el hecho de que la vitamina A desempeña un importante papel en la fortaleza de nuestro sistema inmunológico, porque ayuda al crecimiento del timo, ubicado en el pecho, allí donde uno se señala y dice «yo». Esta glándula regula la producción de células defensivas que luchan contra enfermedades internas. La vitamina A es también importante para la salud de la piel y en general para nuestra apariencia saludable. Su falta se nota cuando se seca o se infecta la piel, cuando aparecen erupciones cutáneas, se rompen las uñas o hay un deficiente crecimiento del pelo.

Si usted quiere compensar su falta de vitamina A tomando zanahorias, espinacas o vinagre de manzana, ármese de paciencia. Según los bioquímicos harían falta semanas para que su nivel subiese considerablemente y se notase su efecto en nuestra apariencia externa. Aunque la constancia conlleve el éxito, siempre es más fácil tomar las pastillas de venta en farmacias y tiendas de dietética, pero cabe decir que se duda del efecto que producen en el cuerpo cuando el paciente se encuentra en forma y sigue una alimentación adecuada.

Las sustancias minerales y los oligoelementos son importantes para la vida

En el vinagre de manzana se cuentan unos 20 tipos de sustancias minerales y oligoelementos. De ellos sólo se detectan restos insignificantes, a menudo sólo rastros de su presencia. Pero sin ellos sería imposible crecer; nuestros músculos, incluido el corazón, no tendrían actividad; no habría metabolismo celular, ni estabilidad ósea, ni funciones cerebrales y nerviosas, y tampoco ningún metabolismo vital. Así los oligoelementos (cobre, cinc y selenio) protegen el sistema inmunológico, primero aprisionando y luego destruyendo los agresivos radicales libres de las paredes celulares de las células dañadas. Estos radicales provienen de sustancias dañinas para el medio ambiente como la radiactividad, el exceso de sol y el ozono, la niebla espesa y el humo de los cigarrillos. El cinc se encuentra en la carne, la leche y el queso; el selenio y el cobre en el pescado, el ajo y las legumbres secas. Otros elementos como el yodo y el hierro favorecen la producción de sangre y la función protectora de las glándulas. La falta de yodo es muy usual en los parajes lejanos a la costa y se puede corregir salando los alimentos. Todavía no se sabe a ciencia cierta cuál es el efecto de muchos oligoelementos, aunque su escasa presencia tiene un gran papel en el funcionamiento de nuestro cuerpo. Éstos y todos los minerales se absorben en la alimentación, por eso el vinagre de manzana es de gran ayuda. Muchos de sus efectos positivos para el cuerpo humano se producen gracias a la mezcla de dichas sustancias, y si se toman regularmente se asegura su acción positiva.

Los minerales más importantes del vinagre de manzana

- Sodio
- Fósforo
- Cobre
- Flúor
- Calcio
- Cloro
- Hierro
- Potasio
- Magnesio
- Carbono
- Silicio
- Boro

¿Para qué necesita nuestro cuerpo estas sustancias?

- El boro y el calcio son fundamentales para la constitución y conservación de los huesos, lo que es muy importante para las mujeres que han pasado la menopausia.
- El magnesio y el fósforo son los responsables de nuestra vida afectiva, pueden actuar como antidepresivos.
- El hierro juega un papel importante en el cuidado de la oxigenación celular, previene la anemia y nos ayuda a recuperarnos de las enfermedades.
- El silicio y el carbono refuerzan el tejido conjuntivo y previenen los efectos de la vejez.
- El potasio es también muy importante para el organismo humano, de él dependen la actividad de las funciones cardíacas, nerviosas y de los riñones; se ocupa de administrar glucosa y oxígeno al cerebro, así como de la actividad de ciertos músculos del cuerpo.

El nivel entre el sodio y el potasio

La gran importancia del potasio radica en su efecto sobre el metabolismo celular. Todas nuestras células están permanentemente intercambiando los fluidos internos y externos, un intercambio que las oxigena, las alimenta y las limpia de restos celulares. Cuando este proceso de cambio funciona, las células permanecen sanas y dispuestas a la regeneración. Los responsables de este proceso son el sodio y el potasio.

Si los tenemos en cantidad suficiente, las células estarán sanas y alimentadas, lo que favorece los tejidos tensos. La falta de potasio provoca daños en las células, que sucumben por esta causa y en los tejidos. Lo mismo pasaría con la ausencia de sodio, pero no hay que preocuparse. El sodio se encuentra en la sal común que consumimos regularmente en la cocina, protege a las células de desecación y previene la aparición prematura de los efectos de la vejez. El vinagre de manzana es una rica fuente de potasio, cuya falta produce apatía, piel descolorida, dolores de cabeza, problemas de sueño o achaques nerviosos.

Cuidado con las dietas pobres en potasio

La cantidad de potasio que uno puede absorber en un día es de 1 a 3 gramos para los niños (1.000 a 3.000 miligramos) y de 3 a 4 gramos los jóvenes y adultos. En caso de esfuerzo corporal y pérdida de potasio por el sudor la cantidad antes mencionada aumenta.

Miligramos de potasio por cada 100 gramos

Aguacate	500	Patatas	440
Plátanos	370	Diente de león	400
Basílico	600	Perejil	1.000
Espinacas	640	Col de Bruselas	400
Brécol	450	Apio	340
Dátiles	650	Guisantes	999
Cacahuete	700	Salvado de trigo	1400

Ayuda contra los problemas del colesterol

Mucha gente sufre de un mal tan extendido como es el alto nivel de colesterol en la sangre. La colesterina posee una sustancia grasa que proviene en gran parte de alimentos de origen animal como la yema de huevo, el hígado o los asados. Un exceso de LDL-colesterina, un tipo concreto de colesterina, disminuye la fluidez de la sangre y favorece la calcificación de las arterias.

Se cree que es la causa del continuo cansancio, de la falta de concentración y de la debilidad mental. A menudo es causa del entumecimiento de los pies y, a veces, de serias arteriosclerosis. Además favorece las piedras vesiculares.

La pectina reduce el nivel de LDL

El alto nivel de colesterol se puede prevenir. Si se toma durante largo tiempo un vaso diario de vinagre de manzana natural diluido, que aporta a su organismo gran cantidad de pectina. Según se ha demostrado, ésta diluye las materias fibrosas que conservan la LDL-colesterina.

Vitalidad con el vinagre de manzana

Cyrill Scott, un partidario estadounidense del vinagre de manzana, ya sabía que «el vinagre de manzana no es un método curativo, sino que procura el mantenimiento de la salud: fortalece las defensas, estimula el metabolismo, equilibra los niveles de las sustancias minerales, facilita la digestión, previene la aparición de enfermedades y favorece al organismo». Seguir una cura de vinagre de manzana revitaliza, da buen ánimo y es ideal contra la astenia primaveral, las depresiones y todos los estados de agotamiento, y cuando después de un esfuerzo o una gran tensión uno se siente necesitado de energía.

Uso medicinal

La medicina tradicional recomienda la cura del vinagre de manzana para enfermos con reumatismo, dolores en las articulaciones, resfriados, molestias estomacales, dolores de cabeza duraderos, leves problemas de circulación sanguínea, cansancio crónico, sensación de vértigo, dolores constantes en la cara, frecuente dolor e inflamación de garganta, cualquier tipo de predisposición a la enfermedad, y sensibilidad a los cambios de tiempo. Quien esté siempre bajo tratamiento contra la inflamación renal o de la vesícula, puede probar el tratamiento con vinagre de manzana. Es también adecuado cuando los efec-

63

tos de la vejez sean ya patentes y no se correspondan con la edad, y como apoyo a dietas y curas de adelgazamiento. Se puede seguir una cura de por lo menos ocho semanas bebiendo una o dos veces al día vinagre de manzana, que puede endulzarlo con miel. Es mejor, sin embargo, que usted lo beba por costumbre cuanto más tiempo mejor.

Calmante y saludable

La cura con vinagre de manzana es aplicable incluso cuando ya se tienen síntomas de enfermedad. Como dijo el anteriormente mencionado Cyrill Scott, aun no siendo una panacea, «actúa contra un gran abanico de enfermedades». Es mejor empezar con los primeros síntomas, pero aunque éstos ya se hayan concretado en enfermedad, no deje de tomar el vinagre como apoyo al tratamiento médico. En caso de duda pregunte a su médico.

Poco gasto y mucha utilidad

Una cura dura poco tiempo y requiere poco sacrificio. La receta básica es añadir dos cucharaditas de té llenas con vinagre de manzana en un vaso de agua y según el gusto otras dos de miel. Esta mezcla, de gusto algo ácido, se debe beber una vez al día después de levantarnos, mejor antes del desayuno (o justo después si se tiene un estómago particularmente delicado). Se bebe a pequeños sorbos. En verdad la terapia del vinagre de manzana-miel-agua no es milagrosa, no actúa de la noche a la mañana, debe tomarse durante un largo período de tiempo, por lo menos durante ocho semanas.

La dosis correcta

La cantidad de vinagre de manzana que ha de añadirse al vaso de agua depende de usted. Usted ya sabe la cantidad recomendada, pero la medicina tradicional recomienda un poco más, un chorrito, algo menos, o sólo una cucharadita. Otros incluso mezclan el vinagre y el agua en una proporción de uno a uno. Añadiendo una o dos cucharaditas de miel acentuamos su poder curativo, pues en ésta se encuentran todas las sustancias nutritivas del néctar de las flores, como por ejemplo, la vitamina C, muchas vitaminas del grupo B, ácidos y muchas sustancias minerales. Es mejor que los diabéticos no tomen miel y que la sustituyan por otra sustancia dulcificante.

Opten por una cura con vinagre de manzana cuando:

- Se percaten que su mente empeora, que necesita cada vez más tiempo para concentrarse.
- Se agotan más rápidamente que antes y no consiguen dormir, permaneciendo en vela toda la noche.
- A menudo se deprimen sin motivo aparente.
- Se despiertan muchas veces durante la noche para ir al lavabo.
- Tienen pocas ganas de emprender algo.
- Están muy nerviosos y asustadizos.
- Sienten continuamente frío en los pies y en las manos, se resfrían a menudo y tienen tendencia a enfermar.
- Se queda más cabello en el peine que antes.
- A menudo se marean sin que la medicina vea ningún motivo.
- Frecuentemente pierden el apetito.
- Deben subir continuamente el volumen del televisor porque cada vez oyen peor.
- Sus ojos se cansan rápidamente cuando miran la televisión o cuando leen.
- Su mirada ha perdido brillo.
- Tienen continuos problemas digestivos como estreñimiento o diarrea, ardor de estómago o flatulencias.
- No pueden relajarse.
- Aparecen más callos y durezas en las plantas de los pies o se colorean y se rompen sus uñas.
- Sus heridas se curan lentamente.
- Sienten dolor en las articulaciones cuando caminan o suben las escaleras.

- A menudo sienten picores en la piel o en el cuero cabelludo, tienen tics nerviosos como guiños o espasmos en la boca, o sufren con frecuencia calambres, principalmente por la noche.
- Últimamente se sienten envejecidos, como si sus años se hubiesen multiplicado.

LA CURA DE DESINTOXICACIÓN EN SIETE DÍAS

Una revista recomendaba: «Desintoxícate en invierno». Se refería a que siguiendo una cura con vinagre de manzana uno se prepara para la nueva actividad después del período invernal. En este proceso el cuerpo toma reservas de vitaminas y sustancias minerales del vinagre de manzana y del refrescante ácido acético.

Además se absorbe el importante potasio, que se ocupa del funcionamiento de los riñones y de los intestinos facilitando un mejor drenaje del organismo, lo que es esencial en todos los procesos de desintoxicación y ayuda a la cura primaveral.

Quien ayuna, sigue una dieta o se somete a sesiones de sauna o masajes a cepillo en las postrimerías del invierno, debería tomar diariamente un vaso de este vinagre. Este cóctel potencia la desintoxicación y garantiza al mismo tiempo la aportación de sustancias vitales. El levantarnos y beber agua avinagrada ayuda a la piel y al organismo refrescándolos y vivificándolos. El vinagre desarrollará un efecto purificador de los intestinos, parte primordial de toda cura de desintoxicación.

¿Quién debe desintoxicarse?

En el lenguaje popular se llama desintoxicar a expulsar todo resto y sustancia de desecho del metabolismo, cuya excreción sea dificultosa, y regular la sedimentación en el tracto intestinal, la sangre, los músculos, las articulaciones, y prácticamente, en todos los tejidos y en las conexiones entre la sangre y las células del cuerpo.

Esta intoxicación puede estar provocada por errores duraderos en la dieta, estreñimiento crónico e incluso falta de movimiento. Por lo que respecta a la comida, lo más dañino es el consumo exagerado de albúmina, grasas, café, alcohol, dulces y tabaco. También son culpables los contaminantes procedentes de los alimentos y el aire así como el consumo excesivo de sustancias tóxicas que provienen del mal uso de drogas, alcohol y medicamentos.

Cuatro órganos fundamentales del organismo, intestinos, pulmones, riñones y piel, trabajarán al límite en caso de exceso de sustancias nocivas. Éstas, y otros residuos, no podrán ser asimilados de manera correcta y se pueden depositar en el cuerpo con el peligro de desarrollar con el tiempo:

● Intensos dolores en los hombros y en la nuca.
● Dolor en las articulaciones.
● Molestias intestinales.
● Malestar general (mal ánimo, apatía...).
● Reumatismo, arteriosclerosis (calcificación de los vasos sanguíneos), facilidad de infección, bronquitis, fístulas, furúnculos, etc.

Activar el metabolismo

En una cura de desintoxicación se estimulan todos los órganos excretores del cuerpo al aumentar la expulsión de residuos y sustancias nocivas.

Para ello el intestino sólo necesitará una pequeña cantidad de alimentos escogidos. Los riñones, en cambio, requieren una gran cantidad de líquido. La piel se activa con sesiones de sauna, haciendo ejercicio u otras medidas para activar la transpiración, y trabajando los pulmones con ejercicios de respiración y haciendo excursiones para respirar aire puro.

Todas estas medidas se verán apoyadas tomando diariamente un vaso de la solución de vinagre de manzana. El potasio ayuda a expulsar los residuos dañinos del metabolismo celular que podrían repercutir en el organismo. El ácido acético elimina las bacterias de putrefacción intestinales, mejorando su tránsito. Un tránsito en el que no sólo se digieren los alimentos, sino también se eliminan gérmenes y sustancias nocivas de las células, de la linfa y de la sangre. La función renal también mejora, pues el vinagre de manzana normaliza la creación de iones de hidrógeno e inicia una hiperacidificación del organismo. Además, el vinagre de manzana compensa la falta de sustancias minerales y vitamínicas de una alimentación inadecuada.

Lo que aporta una semana de cura de desintoxicación

- Libera el intestino.
- Purifica los órganos excretores.
- Mejora el riego sanguíneo.
- Disminuye la dañina LDL-colesterina de la sangre.
- Revivifica la piel.
- Tensa los tejidos.
- Mejora la oxigenación del organismo.
- Drena los tejidos.
- Ayuda a la excreción.
- Fortalece el sistema inmunológico.

La ayuda del vinagre de manzana

- Aporta vitaminas y sustancias minerales.
- Activa el drenaje.
- Impulsa el metabolismo.
- Reduce la astenia.
- Contribuye a la expulsión de gérmenes y sustancias dañinas.
- Elimina las bacterias de putrefacción del intestino.
- Mejora las funciones renales.
- Ayuda a la eliminación de grasas.

Desintoxicación es sinónimo de beber mucho

El doctor Jarvis dijo: «La gente cree que algo malo está pasando en su estómago cuando deja comida en el plato. Sencillamente no piensan que el cuerpo ha adquirido las reservas suficientes para cierto tiempo y que su estómago ha de pasar cierto tiempo sin actividad». La medicina tradicional sabe desde tiempo inmemorial que ayunar unos días, es decir, negarse a comer comidas copiosas, es el mejor método de desintoxicación, lo que la medicina académica está hoy aceptando con reticencias. En los días de ayuno no se ingieren alimentos y las fuerzas se concentran en la eliminación de los residuos del metabolismo celular. En la descomposición de las reservas, por ejemplo con el vaciado de las células repletas de grasa, se expulsan innumerables sustancias perniciosas.

El estómago no se queda vacío

Ayunar no significa no alimentarse. Se bebe más que se come: bebidas de vinagre de manzana, espesos zumos de fruta o verdura, caldos de verdura, tés de hierbas o incluso té verde. De esta manera el cuerpo absorbe elementos fundamentales como vitaminas, sustancias minerales y oligoelementos. Esos días deben emplearse en beber y ayudar a la fluidez corporal eliminado sustancias de desecho y dañinas. Por eso uno debe beber en los días de ayuno o cura desintoxicante entre 2 y 3 litros diarios de agua, por lo menos.

El programa curativo para los siete días

Se trata de un programa que usted puede lógicamente acortar a cinco días o rebajar a los fines de semanas, pero tenga en cuenta que tras los días de ayuno o semiayuno se tardan unos días en recuperar el ritmo normal de comidas. El primer día después del ayuno, y por más que le apetezca, no podrá comer un rico plato de pato asado con col lombarda porque no tendrá apetito. Quizá sea recomendable acostumbrarse a la sauna, a los paseos diarios o masajes con vinagre de manzana.

La cura de desintoxicación se centra en dos días de ayuno (de bebida), tres de semiayuno (de comida) y dos días de dieta. En los días de semiayuno se comen únicamente platos vegetarianos y productos lácteos. Se trata de una «monodieta» que purifica y tiene la ventaja que uno no siente que su estómago y su paladar están en descanso y que se les niega algo esencial (lo que ocurre en los días de ayuno con la bebida). Los días de recuperación sirven para devolver lentamente al cuerpo su anterior estado.

Nota: Hacer un día de ayuno es una medida muy recomendable que previene contra muchas enfermedades.

El plan de comidas

Primer y segundo día (días de bebida)

Después de levantarse: Beba usted a pequeños sorbos la mezcla siguiente: dos cucharaditas de té llenas de vinagre de manzana y una o dos de miel.

Limpiar los intestinos: Una hora más tarde puede usted seguir un tratamiento intensivo para la purificación intestinal, tal y como se realiza en las grandes curas de ayuno. Para ello mezcle una cucharadita de té llena de sulfato magnésico o de sulfato de sosa, que venden en farmacias, con un cuarto de litro de agua tibia (para que tenga mejor gusto se pueden añadir unas gotas de limón). Esta solución debe beberse poco a poco y a pequeños sorbos. Su gusto amargo también puede reducirlo añadiendo una infusión de menta. Si no encuentra o no quiere usar sulfato magnésico puede beber un vaso de suero de mantequilla o zumo de col fermentada. Es muy importante en las curas de desintoxicación activar el aparato digestivo limpiándolo de impurezas y previniendo el paso de sustancias nocivas a la sangre.

Desayuno: Beba dos tazas de té de hierbas con miel o té negro con limón.

Al mediodía: Puede escoger entre dos vasos de agua mineral o dos tazas de té de hierbas o de frutas y un vaso de la mezcla de vinagre de manzana.

En las comidas: Beba un cuarto de litro de caldo de hierbas (instantáneo o casero pero sin verdura) o un cuarto de litro de zumo de verduras soluble con agua.

A media tarde: Se repiten las bebidas del mediodía.

Por la noche: Escoja entre un cuarto de litro de zumo de verdura o de fruta diluido en agua o en caldo de verdura.

Además: Usted puede beber durante todo el día tanta agua mineral como quiera o té de hierbas sin edulcorar: por lo menos entre los 2 y 3 litros.

Tercer, cuarto y quinto día (de comida)

Después de levantarse: Primero beba el mencionado cóctel de vinagre de manzana. En caso que no necesite ir al lavabo deberá purificar el intestino con sulfato magnésico, sulfato de sosa, zumo de col fermentada o suero.

Al mediodía y a media tarde: Se repiten las bebidas del primer y segundo día.

Por la mañana, por la tarde y por la noche: Se permite comer; escoja entre:

- Panecillos con medio litro de leche o un cuarto de litro de caldo de verdura.
- 800 gramos de patatas cocidas sin pelar en cinco o seis raciones al día con verdura al vapor o queso fresco de col acompañadas con caldo de verduras.
- Entre 800 y 1.200 gramos de zanahorias crudas peladas aliñadas con aceite y acompañadas con patatas cocidas sin pelar.
- Entre 200 y 300 gramos de arroz sin sal, hecho como arroz con leche con fruta o con verdura hervida acompañada de un cuarto de litro de caldo de verdura.
- Entre 800 y 1.200 gramos de fruta a escoger, patatas cocidas sin pelar y sin sal para así no estorbar al proceso curativo o hierbas frescas.
- 200 gramos de cereales para dieta (de venta en farmacias y tiendas de alimentos de régimen) con fruta fresca, verdura hervida o yogur en cinco o seis raciones diarias.

- Por la mañana desayunar muesli y por la tarde y noche un plato de fruta y verdura poco hervida y aliñada con aceite, vinagre de manzana, sal, pimienta, miel o jarabe de arce.

Además: Puede beber té de hierbas o fruta, agua, zumo de verduras o fruta diluido durante todo el día: al final suman por lo menos de 2 a 3 litros.

Días de recuperación

El menú para los días de recuperación puede confeccionárselo usted mismo, pero eso sí, acuérdese de comer poco. Sería recomendable que usted prescindiese de comer carne y consumiese poca sal. La siguiente planificación debe considerarse únicamente como sugerencia:

Al levantarse: Prepárese la consabida bebida con vinagre de manzana y miel.
En el desayuno: Escoja una o dos de estas variantes:

- Un huevo poco cocido, un panecillo y té.
- Copos de avena y fruta cocidos en leche y endulzados con jarabe de arce, miel o canela.
- Muesli con frutas regado con té de hierbas o té negro.

Al mediodía: Coma una pieza de fruta a su gusto o productos lácteos con suero, como yogur o queso fresco.
En la comida: Prepárese una de nuestras sugerencias:

- Patatas cocidas con piel y verduras.
- Sopa de patatas y verduras.
- Plato de régimen condimentado con vinagre de manzana (aceite, vinagre de manzana, sal, pimienta y jarabe de arce) y con patatas cocidas sin pelar. Es opcional añadir un trozo de carne de cerdo o una pechuga de pavo.

Por la noche: Un yogur desnatado.
En la cena: Pan con queso o queso fresco.

Además puede beber tanto té o agua mineral como quiera para desintoxicar.

Lo que se consigue siguiendo esta cura

Ayuda al cuerpo y a la belleza

- Hágase cada día un masaje con un cepillo seco. Cepíllese todo el cuerpo con un guante o un cepillo corporal siempre en dirección al corazón. El siguiente masaje con vinagre de manzana (la piel se masajea con agua avinagrada para no secarla) refresca y revitaliza la piel.
- Dé un pequeño paseo al aire libre antes de ir a dormir o escuche música relajante. Le ayudará a desconectar y le permitirá conciliar mejor el sueño incluso cuando el estómago se queje.
- Vaya más a menudo a la sauna para eliminar toxinas y fortalecer las defensas del organismo.
- Tome cada noche un baño caliente con un par de tazas de vinagre de manzana, y después lávese la cabeza con él.

Algo a tener en cuenta

- Tomen las bebidas de cada día con cuchara o lentamente y a pequeños sorbos.
- Coman y beban a diario con moderación, mastiquen bien y hagan caso de su estómago cuando les diga basta.
- Ingieran, aunque sea sólo una bebida; sentados a la mesa, se sentirán mejor, como sabiendo que están haciendo algo bien.
- Cumplan el programa lo mejor posible, aunque se sientan algo débiles, lo que es normal en una cura de desintoxicación; sencillamente se está fortaleciendo el proceso desintoxicador del organismo.
- Permanezcan relajados durante una media hora después de la comida. Si se ponen un calentador en el vientre estimularán la desintoxicación del hígado.

- Se deben hacer gárgaras con vinagre de manzana una vez al día durante toda la cura, pues actúa sobre las mucosas bucales y de la garganta así como sobre las bacterias de la lengua, que son reconocibles por el mal sabor que tiene en la boca.
- Durante la cura abandonen el alcohol y la nicotina.

El movimiento

Planifíquense a ser posible una media hora diaria de ejercicio por la mañana o por la tarde. Naturalmente, puede ser más. Quien no tenga tiempo para hacerlo dos veces al día, debe reservarse una hora por las tardes o por lo menos por la noche. El ejercicio corporal provoca sudoración e influye en la purificación de la piel, también favorece la actividad pulmonar y ayuda a expulsar dióxido de carbono. Escoja una modalidad a su gusto como gimnasia, nadar, correr, ir en bicicleta o tenis. Si no quiere realizar estos ejercicios tendrá que dar por lo menos un paseo diario a ser posible rápido, oscilando los brazos y haciendo de vez en cuando cortos sprints para profundizar la respiración.

También se descongestiona la mente

En la medicina china se procura no sólo la desintoxicación corporal sino también la mental.

El continuo exceso de información, el bombardeo diario de innumerables mensajes y el sobreesfuerzo mental que ello supone es para muchos una sobrecarga enfermiza. La semana de desintoxicación le ofrece una descongestión física y mental. Se puede prescindir de ver cada noche la televisión, de la acostumbrada lectura del periódico o de las arduas discusiones oyendo música, leyendo un buen libro o simplemente ocupándose de otras cosas. Cuando se come poco uno se sensibiliza, se tiene un oído más fino para las conversaciones interesantes; lo que antes podía ser una renuncia ya no lo es y se ha convertido en una necesidad. Déjese llevar.

Zumo de tomate y vinagre de manzana

Quien no se decida a seguir una cura de desintoxicación puede hacer mucho por su salud bebiendo dos veces al día el máximo tiempo posible un vaso de zumo de tomate con un par de cucharaditas de té con vinagre de manzana. Según los más recientes estudios, el zumo o la salsa de tomate actúan como una fuente de juventud y protegen de ciertas enfermedades. Los productos derivados del tomate aportan gran cantidad de lizopaína, una sustancia desinfectante que actúa en el organismo humano como antioxidante y protege del envejecimiento prematuro y de enfermedades como el cáncer. Estudios efectuados en Canadá sobre esta sustancia, de color rojo amarillento, indican que ha de ser calentada para que el cuerpo humano pueda asimilarla. Unida al vinagre de manzana esta mezcla tiene, tomada durante mucho tiempo, unos efectos muy beneficiosos para la salud.

VINAGRE DE MANZANA PARA LOS NIÑOS

El doctor Jarvis observó en los niños del campo «instintos de autoconservación» debidos quizás a su alimentación y que influyen en sus células corporales. Observó que en esa alimentación se incluían maíz, berros de agua, mostaza y otras verduras que crecen en el campo, en los prados, en la orilla de los riachuelos y en el bosque. Jarvis concluyó que estos niños apenas caían enfermos. Sus defensas parecían más fuertes que las de los niños de la ciudad, por lo que Jarvis estableció que aquéllos obtienen sustancias más eficaces, que desde el punto de vista de la medicina tradicional eran más nutritivas y que fortalecían sus defensas.

Un día Jarvis vio que esos niños bebían el vinagre de manzana que estaba al lado del pienso para las vacas y parecía que les gustaba. «Tan pronto aquellos niños lo descubrieron empezaron a llenarse vasos y vasos; lo bebían incluso del cubo que estaba al lado del pajar, como si fuera agua. Creo que cada niño podía llegar a beber así entre un cuarto a medio decilitro diario.»

La apetencia por el ácido

Jarvis se percató además que esos niños sentían predilección por aliñar con salsas ácidas las ensaladas y concluyó que esta predilección era una cosa natural porque el ácido contiene importantes sustancias necesarias para el crecimiento del cuerpo.

Hoy en día aún se puede oír a la gente mayor decir que en su infancia bebían vinagre diluido en agua como remedio para la sed del verano y que les gustaba. En las tierras pobres de la Europa del Este ésta es todavía una bebida saludable de cada día y un buen refresco contra la sed para todas las edades.

La inclinación por lo dulce también es natural

Todas las ventajas para la salud que tiene el vinagre de manzana también son efectivas en los niños. Hay niños que incluso vierten unas gotas de vinagre en su vaso de zumo o agua y hay otros que, por el contrario, nunca han sentido predilección por lo ácido. La mayoría de los niños tienden a preferir los aromas dulces, y su dieta es rica en estas sustancias. Es más conocido el adicto al dulce que al ácido, de hecho, el azúcar es la «droga de los niños». Algunos dentistas lo agrupan junto a las drogas legales: el alcohol y la nicotina.

Los hijos de dentistas, controlados desde el primer día por sus padres contra la caries, no sólo consiguieron una dentadura perfecta, sino también eliminar la inclinación por los dulces. Por esta experiencia se puede concluir que la apetencia por lo dulce no es instintiva sino provocada. Si quiere atraer a sus hijos al gusto por la bebida de vinagre de manzana conseguirá prever las carencias alimentarias y el sobrepeso y, en cualquier caso, dar a sus vástagos algo bueno para la vida.

No obligar a nada

Si sus hijos no quieren beber esa bebida ácida, no les obligue. Tales medidas pueden conducir a que la aborrezcan durante toda su vida. Es en la pubertad cuando los niños suelen cambiar su predilección por lo dulce y acercarse al sabor ácido, y es entonces cuando se espera que los chicos vayan cambiando por sí mismos al sabor del ácido elixir. Entretanto usted puede cocinar, preparar o aliñar algún plato con vinagre de manzana. Los niños aprenderán a apreciar el ácido y empezarán a notar su efecto saludable. Su joven piel recibirá los efectos de un suave elemento natural a menudo mejor que los ungüentos de las farmacias.

El vinagre de manzana, suave método curativo

Algunos consideran al vinagre de manzana como una poción mágica o un elixir maravilloso con poderes mágicos, incluso como fuente de eterna juventud o panacea contra todo tipo de enfermedades. Todas estas opiniones son en verdad exageradas y deben ser corregidas.

Perfecto para la prevención de enfermedades

Por un lado, el vinagre de manzana es un medio natural muy rico en sustancias alimenticias y saludables. Una cucharadita de té llena con «esta bebida dorada aporta al cuerpo gran cantidad de sustancias necesarias para permanecer fuerte y sano», dijo Emily Thaker, que ha publicado muchos libros con recetas caseras. Sirve también como tónico reconstituyente general, por lo que se le considera apto contra muchos males leves. Con su ayuda se puede reducir o evitar el sobrepeso, la tos, los resfriados, la fiebre, las dificultades respiratorias o los dolores articulares, e incluso regular el tránsito intestinal.

Recoger algunas tradiciones

Cada generación y casi cada familia tiene su propia sabiduría y sus propios conocimientos sobre cómo tratar cada dolencia.

Usted lo podrá comprobar; el siguiente catálogo de posibles usos y dosificaciones tiene un valor de promedio. En su caso concreto pueden darse algunas desviaciones, por lo que es recomendable probar un poco y establecer lo que a usted más le convenga.

El vinagre de manzana no descarta la consulta médica

Este capítulo trata de los métodos caseros, de recetas que se usaban en tiempos de la abuela y que todavía no han sido del todo estudiadas y probadas clínicamente. Si ustedes no sienten nada con su uso, abandónelas, sustitúyalas por otra o vaya directamente al médico para pedir consejo.

El vinagre de manzana no debe utilizarse como un medicamento que se pueden recetar ustedes mismos ante cualquier síntoma. Son los médicos los que se ocupan de las enfermedades. En muchos casos hasta el médico puede mostrarse a favor en caso de que usted lo use como ayuda a una terapia medicamentosa, nunca como un producto con valor terapéutico.

El verdadero vinagre de manzana

Para un uso saludable debe usted decidirse por el mejor vinagre de manzana, por uno totalmente natural fabricado con manzanas prensadas y a ser posible procedentes de un huerto biológico.

- Los buenos vinagres de manzana se hallan en las tiendas de régimen.
- También se encuentran de gran calidad en tiendas de productos biológicos y mercados de agricultores locales.
- Se ofrecen también en la sección de productos biológicos de los grandes supermercados.
- Cuando busque un producto algo especial lo localizará en tiendas de productos de alta cocina, donde se encuentra un vinagre de manzana de alta calidad.

- Mantenga los ojos abiertos en las excursiones dominicales porque puede hallar una granja donde se venda directamente vinagre de manzana. Con suerte se puede encontrar un manzanar biológico cuyo vinagre de manzana contenga todas sus propiedades naturales.

USOS INTERNOS

Molestias respiratorias y problemas asmáticos

Los problemas respiratorios o emergencias respiratorias ocurren la mayoría de las veces por la noche. Pueden producirse por fuertes excitaciones como el miedo, el terror o la alegría, así como la desconfianza o las situaciones de presión. Quizá también se pueda tratar de enfermedades en las vías respiratorias que deben ser investigadas por un médico. Entre éstas se encuentra el asma provocado por un estrechamiento convulsivo de los bronquios.

Tratamiento con el vinagre de manzana

- Cuando uno se levanta por la noche sin poder respirar bien, debe verter una cucharadita de té con vinagre de manzana en un vaso de agua y beber esta mezcla a pequeños sorbos durante media hora.
- Esperar otra media hora hasta la total recuperación.
- Los enfermos de asma pueden probar este procedimiento, junto con el tratamiento médico. Se ha comprobado que la vitamina B6 puede reducir la gravedad de los casos de asma. Por otra parte, el vinagre de manzana refuerza la resistencia del organismo, lo que puede ayudar a los asmáticos alérgicos.

Efectos: Calma, actúa contra los espasmos y refuerza el sistema inmunológico.

Qué más se puede hacer

Las técnicas de relajación como la autosugestión, el qi-gong, yoga o similares contribuyen a reducir los espasmos. La gimnasia respiratoria, como se enseña en muchos cursos, ayuda a una correcta respiración y con ello a una buena salud general. Según una vieja receta casera el enfermo asmático debe preparar bebida de vinagre de manzana y remover o respirar profundamente el vapor del vinagre caliente diluido en agua. Este vapor ascendente favorece el riego sanguíneo en los pulmones y la eliminación de los gérmenes. En algunas clínicas naturópatas tratan así a los pacientes asmáticos.

La acedía

La acedía se provoca por la subida del aire y otros gases del estómago; puede incluso producirse como reacción a algún ingrediente en la comida. Parte del aire que sube ya ha sido tragado anteriormente como una burbuja que estaba en la comida o en la saliva. El CO_2 producido se elimina tomando bebidas carbónicas. Todo el mundo sabe que esta molestia es del todo normal. A menudo aparece debido a los nervios o como consecuencia de una anterior disfunción estomacal que ha de ser tratada por el médico.

Tratamiento con vinagre de manzana

- La medicina tradicional recomienda prevenir este problema bebiendo un vaso de agua con vinagre de manzana, aunque, si bien actúa contra los síntomas, no lo hace contra la enfermedad estomacal.

Efectos: Libera al estómago del exceso de albúmina, grasas e hidratos de carbono.

Qué más se puede hacer

Comer lentamente y masticar bien y con la boca cerrada son buenas medidas preventivas. Quien eructa a menudo ha de reflexionar sobre su plan de alimentación. No es recomendable comer en grandes cantidades, es mejor comer lo adecuado y más a menudo y no consumir alimentos de difícil digestión como legumbres secas, pan blanco, grasas, aceites y empanadas, porque producen gases en la parte superior del aparato digestivo.

Además, se deben reducir las comidas y bebidas carbonatadas, y es recomendable dejar de cenar o comer un tentempié compuesto por un panecillo seco y té de hierbas.

El flato

Los ataques de flato no son sólo dolorosos y molestos, sino que a veces llegan a dar la sensación de presión en todo el cuerpo y resultan un verdadero suplicio. El flato se produce por dos motivos. En primer lugar por comer alimentos como judías, col, cebolla, rábanos y a veces hasta productos lácteos que favorecen la gasificación intestinal. En segundo lugar aparece en personas que comen de pie o que beben mucho alcohol y que padecen estreñimiento. El exceso de gases intestinales es un proceso de putrefacción o fermentación que produce dolor de estómago.

Tratamiento con vinagre de manzana

- Para anular los gases y con ello una difícil digestión se ha de tomar una cucharada sopera de agua con dos gotas de vinagre de manzana cinco minutos antes de cada comida.
- Mantenga durante un momento la mezcla en la boca antes de tragarla.
- Si los gases se producen a consecuencia de estreñimiento se aconseja seguir una cura de vinagre de manzana (ver páginas anteriores) y mantenerla durante meses.

> *Efectos:* Activa los jugos gástricos y lucha contra las bacterias de la putrefacción.

Qué más se puede hacer

Evite comer alimentos gasificantes. Los niños deben tener en cuenta que no han de beber después de comer cantidad de fruta con hueso, pues causa uno de los dolores de vientre más intensos. Los niños de pecho y los bebés, que son los que más a menudo sufren flato, han de tener algo húmedo y caliente sobre el cuerpo como una sábana impregnada con vinagre de manzana que se irá cambiando cada media hora.

Cistitis

La cistitis es más común en mujeres que en hombres: se habla de una típica enfermedad de las mujeres. Generalmente está causada por bacterias internas que se adhieren a las paredes de la vejiga y a las mucosas. La medicina tradicional recomienda una larga toma de vinagre de manzana como medida preventiva para la cistitis aguda. Según lo demostrado, el vinagre de manzana desarrolla una acidificación de la orina, y muchas clases de bacterias no pueden reproducirse en un ambiente ácido.

Además, sus sustancias vitamínicas y minerales ayudan a expulsar la orina. Las bacterias *Eschiricia coli,* las que causan la enfermedad, doblan su número cada 20 minutos. Beba mucho y eliminará las bacterias de la vejiga; es la mejor solución.

Tratamiento con vinagre de manzana

- Beba usted entre tres y cinco veces al día la solución del vinagre de manzana.
- Quien tenga cistitis a menudo, debe ser precavido y beber cada día durante mucho tiempo una mezcla de vinagre de manzana y miel.
- Cuando uno se ve obligado a levantarse de la cama

---

con intensos dolores y ganas de orinar sin lograrlo, puede intentar una cura de vinagre de manzana sin previo dictamen médico.

Efectos: Mata los gérmenes, favorece la eliminación de la orina y limpia la vejiga.

Qué más se puede hacer

Beba usted por lo menos tres litros al día de té sin azúcar para los riñones y vejiga o cualquier otro tipo de té de hierbas, agua mineral o zumo de fruta diluido. El perejil es también un favorecedor de la función renal. Beba además durante el día la siguiente infusión de perejil.

Preparación: Verter una cucharada sopera de perejil picado en medio litro de agua hirviendo y dejarlo allí durante diez minutos antes de retirarlo. En caso de embarazo es mejor no tomar esta infusión.

Diarrea

Cuando una diarrea no se debe al mal estado de un alimento o a causas orgánicas como molestias en el hígado, se la atribuye a un estreñimiento anterior. Un tracto intestinal sobrecargado no puede acoger todas las sustancias que le llegan de los alimentos y se niega así a finalizar el proceso de digestión. En este caso el vinagre de manzana puede actuar como regulador; si la diarrea dura más de tres días, se consultará con el médico por la posibilidad de que se enmascarase una infección seria tras este síntoma.

Tratamiento con vinagre de manzana

- Si se padece diarrea producida por el exceso de alimentos en los intestinos, se aconseja beber seis veces al día un vaso de agua con una cucharadita de té con vinagre de manzana (antes de las comidas, al mediodía, por la tarde y justo antes de ir a dormir).

- El vinagre de manzana ayuda sobre todo a nivelar la pérdida de sustancias minerales debida a la diarrea. Tenga en cuenta al respecto la siguiente secuencia sobre los alimentos en mal estado: «Estómago-intestino-daño».

Efectos: Es un antiséptico, regula la flora intestinal, elimina las bacterias de putrefacción intestinales.

Que más se puede hacer

Un intestino sobrecargado necesita cuidados. Beba usted durante un día entero especialmente vinagre de manzana, o mejor siga la cura de siete días.

Nota: Compruebe usted si su diarrea no es a causa de una mala absorción de productos lácteos; si así fuese duraría más de lo hasta ahora dicho. Hasta un 10 % de la población de Europa oriental reacciona a estos productos con diarrea, dolor de estómago o náuseas. Compruebe si durante dos semanas de abstinencia de todos los productos lácteos (excepto el yogur u otros derivados de la leche cuajada como el kéfir o suero lácteo) ha desaparecido el malestar.

Resfriados y gripe

El resfriado, a menudo con tos, dolor de garganta y carraspera puede ser tratado siguiendo los siguientes puntos:

Tratamiento con vinagre de manzana

- Según una vieja receta casera se debe tomar con los primeros síntomas un vaso de agua caliente con una o dos cucharaditas de té llenas con vinagre de manzana.
- El rábanomiel es una receta procedente de la medicina tradicional china. El enfermo lo debe tomar tres veces al día opcionalmente con tres cucharaditas de té. Se limpia, lava y ralla un rábano rojo o blanco. Se

lo deja reposar durante dos horas y se tira el agua. Las raspaduras se mezclan con dos tazas de miel líquida y tres cucharadas soperas de vinagre de manzana y se remueve. La mezcla se destapa y se sirve fría.

Qué más se puede hacer

El caldo de pechuga de gallina es, según una receta antiquísima, un poderoso remedio, si se añaden a cada taza dos cucharaditas de té colmadas de vinagre de manzana, medio diente de ajo chafado y unas gotas de salsa de pimienta.

Dolor de las articulaciones

El dolor articular tiene relación directa con enfermedades como la artrosis o con procesos inflamatorios de las articulaciones, es decir, artritis. Se da sobre todo por las mañanas al levantarse o después de estar de pie largo tiempo. Los enfermos se sienten tan tensos que cada movimiento les supone un verdadero tormento y a menudo lo evitan, lo que a largo plazo es mucho peor para los dolores. Hay tantos pacientes que los sufren que se puede hablar de una verdadera plaga de la población.

En cualquier caso una terapia con vinagre de manzana ha dado lugar a mejorías en muchos de estos pacientes. El doctor Jarvis dijo, por ejemplo, de un agricultor: «Tenía las articulaciones tan tensas que apenas podía moverse». Padecía grandes dolores, y después de tomar regularmente su vinagre de manzana «disminuyeron los dolores en la misma medida que aumentaba su movilidad».

Tratamiento con vinagre de manzana

La medicina tradicional recomienda para este caso una larga cura en la que se toma tres veces al día un vaso de agua con una o dos cucharaditas de té con vinagre de manzana y otra de miel, y se bebe antes de las comidas. Tan pronto como se nota una mejora, se puede reducir la dosis a un vaso por las mañanas.

- En caso de intensos dolores artríticos se recomienda beber durante siete horas a razón de uno por hora un vaso de agua con una cucharadita de té con vinagre de manzana.
- Como remedio casero contra la artritis también se puede beber un vaso de zumo de tomate con una o dos gotas de vinagre de manzana.

Efectos: Disminuye la inflamación, nivela la pérdida de sustancias minerales y disminuye el dolor (véase en páginas siguientes *Vinagre de lavanda*).

Qué más se puede hacer

El movimiento sirve para mantener sana toda articulación. Si éste disminuye a causa de los dolores, se llegará a un momento en que empeorará hasta llegar a la total tensión de la articulación. Por eso es imprescindible mover regularmente las articulaciones doloridas para que con el tiempo disminuya el problema. Por otra parte es aconsejable la pérdida de peso. Las articulaciones más propensas a la artrosis son las rodillas, los tobillos y la cadera, cuyos huesos soportan el peso. Sería también oportuno seguir la cura de desintoxicación de siete días con vinagre de manzana.

Dolor de garganta

Los dolores de garganta aparecen durante la infancia, a menudo causados por un resfriado. La faringe y el entorno de las amígdalas enrojecen y se inflaman. De aquí vienen las dificultades al tragar, la carraspera y la sensación de ahogo. Estos síntomas proceden de agentes patógenos internos, algunos de los cuales, como los estreptococos, producen tal dolor que sólo pueden ayudarnos los antibióticos. En el caso de tener dolor en los oídos, fiebre alta (más de 39 °C) y una fuerte inflamación de las amígdalas es necesario ir al médico. El dolor de garganta puede derivar hacia otras enfermedades infecciosas más complicadas como la difteria o la escarlatina.

Tratamiento con vinagre de manzana

- Vierta una cucharadita de té con vinagre de manzana en un vaso de agua tibia y haga gárgaras con esta mezcla cada hora.
- En una segunda ocasión tráguese la solución y repítalo de una a tres veces más. De esta manera introduce en la garganta un líquido con sustancias contra los gérmenes que no actúa cuando se hacen gárgaras.
- Este proceso puede prolongarse por la noche cuando hay que levantarse debido a las molestias. En los días que siguen, en caso que el dolor haya remitido, se ha de gargarizar antes de las comidas para así prevenir la probable recaída.
- Además del tratamiento anterior se recomienda calentar agua moderadamente y verter en ella dos cucharadas soperas de vinagre de manzana, se empapa con ello un paño, se saca y se envuelve ligeramente el cuello poniéndose encima una toalla de rizo algo caliente. Cuando el paño con el vinagre de manzana se haya secado, retírelo y sustitúyalo por otro recién humedecido.
- También ayuda el siguiente jarabe: se prepara un cuarto de taza de vinagre de manzana, otro cuarto de taza de agua, dos cucharaditas de té con miel y media cucharadita de té con pimienta de cayena (ají), se mezcla, se remueve todo y se toma a cucharaditas de té en un plazo de dos a tres horas.
- Si el dolor de garganta va acompañado de un resfriado con fiebre, se prepara un cuarto de taza con vinagre de manzana y se toma una cucharadita de té cada tres o cuatro horas.
- Según reza una vieja receta, los dolores leves en la garganta se deben tratar tomando tres veces al día y

sobre todo antes de ir a dormir el siguiente preparado: mezclar té de marrubio con una cucharadita de té con miel, una pizca de ají y una cucharadita de vinagre de manzana. Para el té de marrubio usar una cucharada sopera de marrubio y un cuarto de litro de agua hirviendo. Dejar en reposo durante cuatro minutos y servirlo.

Efectos: Es desinfectante y disminuye la inflamación.

Qué más se puede hacer

En los primeros días se deben tomar líquidos como zumos de frutas o verduras y tés de hierbas. La inflamación y el dolor disminuyen al contacto con el queso fresco. Tomamos tres cucharadas soperas de requesón magro y leche, lo cortamos a tiras y lo ponemos sobre un trapo. Envolvemos el cuello con la parte del requesón y lo cubrimos con un paño de lana durante media hora.

Nota: Contra las dificultades de tragar existe la siguiente solución: añadir tres cucharadas de arcilla a una de vinagre de manzana; la pasta resultante se corta a tiras, se pone sobre un trapo y se envuelve alrededor del cuello. Esta envoltura se quitará cuando la pasta esté totalmente seca.

La carraspera

El resfriado de laringe es la inflamación de sus mucosas. Se manifiesta mediante la carraspera, la tos y una voz más ronca. Las causas son el resfriado, el aire frío o bien cargado de humo o polvo, gritar, hablar o cantar, así como el exceso de alcohol o nicotina.

Tratamiento con vinagre de manzana

- La medicina tradicional recomienda beber el siguiente preparado: una cucharadita de vinagre de manzana y una o dos de miel mezcladas en medio vaso de agua. Debe beberse cada hora siete veces al día.

Efectos: Actúa como antiinflamatorio y expectorante.

Qué más se puede hacer

Cuando la carraspera está acompañada de fiebre se debe permanecer en cama. Pero también hay que mejorar la voz, para lo que sería conveniente respirar un aire más húmedo y puro. Es muy recomendable pasear con llovizna.

Rinitis alérgica

Se la llama también fiebre o asma del heno. Es una enfermedad alérgica producida por una reacción al polen de algunas plantas o árboles. Aparece mayoritariamente en la época de polinización, en primavera y a veces también en otoño. Es una enfermedad que influye en la respiración provocando la inflamación de las mucosas nasales, mucosidades fluidas, estornudos, inflamación, escozor, ojos llorosos, dolor de cabeza y además a veces va acompañada de fiebre y dificultades respiratorias nocturnas.

Tratamiento con vinagre de manzana

- Dos semanas antes del supuesto inicio de la rinitis debe beberse a diario un vaso de agua con dos cucharaditas de té de vinagre de manzana y otras dos de miel. Se trata de una terapia de larga duración, hasta que pase la época de polinización. La miel tiene aquí un papel protagonista por tener un gran poder antialérgico.

Efectos: Disminuye el picor y la hinchazón, antialérgico.

Qué más se puede hacer

Cuando sea la época de polinización el alérgico no deberá moverse demasiado fuera de casa. Puede instalar un aparato de aire acondicionado con filtro en su domicilio para mejorar la calidad del aire. Si se tiene una rinitis muy intensa, es aconsejable tomar medidas preventivas.

Tos

En la mayoría de los casos la tos no es más que el intento del cuerpo de liberarse de algo molesto como flemas, polvo, humo de tabaco o gérmenes patógenos causantes de problemas en los pulmones o en las vías respiratorias. De hecho, no es una enfermedad, sino la expresión de un método autocurativo y por eso no debería tratarse con medicamentos sino con antitusígenos que ayudan a eliminarla. Cuando la tos dura largo tiempo es mejor ir al médico para investigar su origen, sobre todo cuando se trate de tos seca o cuando se detectan esputos de sangre o pus.

La bronquitis es debida a una sobrecarga de las vías respiratorias que ha inflamado los bronquios y ha dado lugar a una tos larga y duradera. Casi el 95 % de los afectados son fumadores cuyos bronquios no pueden eliminar ni con ayuda de los cilios aquellas sustancias perniciosas como las partículas de humo. Los no fumadores no tienen este problema. Sólo cuando se está resfriado o en caso de gérmenes patógenos empeoran tanto sus bronquios que se ven forzados a toser.

Tratamiento con vinagre de manzana

● Las inhalaciones de vinagre de manzana suavizan la tos seca, facilitan la expectoración y previenen contra los gérmenes patógenos.

● Cuando la tos nos obliga a levantarnos por la noche, se debe beber un poco de agua con vinagre de manzana y miel.

● La medicina tradicional recomienda otro método: mezclar dos cucharadas de vinagre de manzana con otras dos de regaliz de palo en una taza llena de miel. El regaliz se encuentra fácilmente en herbolarios y tiendas de régimen. Esta receta ha de beberse a cucharaditas de té desde el inicio de la tos y en dosis de seis cucharaditas al día.

Efectos: Antiespasmódico, antiinflamatorio y favorece la expectoración.

Vapor caliente para una buena respiración

Se inhala de esta manera: en una olla se mezclan vinagre de manzana y agua en proporción uno a uno y se calienta. Tan pronto como empiece a salir vapor, el paciente inclinará la cabeza sobre éste y lo inhalará de tres a cinco minutos. Siempre tendrá una toalla extendida sobre la cabeza para evitar que el vapor se diluya con excesiva rapidez. Debe tenerse cuidado con los niños para que no se quemen con el líquido caliente. Después de inhalar se debe descansar un momento. Numerosas clínicas naturópatas usan este tratamiento incluso para enfermedades de las vías respiratorias como la persistente tos de los fumadores, la bronquitis crónica o los flatos pulmonares.

Qué más se puede hacer

Para aliviar la tos nocturna se pueden verter unas gotas de vinagre de manzana en la almohada y su olor calmará las alteradas vías respiratorias.

Para la tos en general se puede beber té de regaliz de palo tres veces al día: vierta dos cucharaditas de té con regaliz cortado muy fino en un cuarto de litro de agua hirviendo y manténgalo durante quince minutos antes de retirarlo. También se puede añadir una cucharadita de té con vinagre de manzana. No es necesario endulzarlo puesto que el regaliz ya es suficientemente dulce. Los aquejados de tos han de beber mucho porque beneficia la expulsión de mucosas infectadas.

Dolores de cabeza

El dolor de cabeza es de todos conocido. Es debido a diferentes causas y a menudo es síntoma de una sobrecarga mental u ocular, una mala digestión o problemas anímicos. Una caída del nivel de azúcar en la sangre o por tener el estómago vacío puede también ser causa de dolores de cabeza. También se puede producir por problemas en las vértebras cervicales que mantienen erguida la cabeza. Los dolores de cabeza van a menudo acompañados por resfriados febriles e inflamaciones de los senos paranasal y frontal. En el peor de los casos provendrá de problemas en los riñones, hígado o vesícula, de un tumor cerebral o meningitis. Entonces son avisos del cuerpo que hay que tener excepcionalmente en cuenta y que no deben ser tratados por la medicina tradicional.

Tratamiento con vinagre de manzana

- La medicina tradicional aconseja prever los dolores de cabeza muy frecuentes e intensos o la migraña tomando durante mucho tiempo la mencionada mezcla de vinagre de manzana.
- Para el resto de dolores de cabeza lo mejor es la inhalación de vahos de vinagre de manzana tal y como se explicó en la página 93; recuerde que después de esa inhalación se debe reposar unos momentos.
- Algunos afectados utilizan compresas empapadas de vinagre cuando tienen dolor de cabeza y se las ponen en la nuca o bien se envuelven con ellas la cabeza.

Efectos: Actúa como antiespasmódico y reduce el dolor.

Qué más se puede hacer

Un viejo remedio casero recomienda tomar un taza de buen café mezclado con el zumo de medio limón y bebérselo a pequeños sorbos. Su efecto es casi inmediato, sobre todo cuando se toma con los primeros síntomas de migraña. La vitamina C ensancha los vasos sanguíneos y la cafeína excita el corazón. Así se soluciona el doloroso bloqueo del riego sanguíneo en la cabeza.

Dolores gástricos

Se cree que la diarrea y el estreñimiento son mayoritariamente causados por algún alimento o bebida en mal estado que ha entrado en el organismo.

Si se tiene la sospecha de que algo que se ha comido podía estar en mal estado, la medicina tradicional aconseja beber a sorbos y de inmediato un vaso de agua con vinagre de manzana. De esta manera se piensa que se eliminan las bacterias que se han introducido en el organismo y que por lo tanto con suerte no padeceremos una intoxicación en el tracto intestinal. En el caso de que alguien esté viajando y no tenga claro el buen estado de sus comidas, la medicina natural aconseja tomar el cóctel de vinagre de manzana justo antes de comer, casi como un aperitivo y como medida de precaución. En caso de que la diarrea o el dolor de estómago dure más de dos días, tenga fiebre o haya sangre, se puede tratar de salmonelosis, cólera, paratifus o disentería. La consulta con el médico es en este punto imprescindible.

Tratamiento con el vinagre de manzana

- Si la infección intestinal se ha producido después del consumo de alimentos en mal estado o por beber agua contaminada, se debe verter una cucharadita de té con vinagre de manzana en un vaso de agua y remover. Esta mezcla se tomará en dosis de una cucharadita de té cada cinco minutos, ya que padeciendo una infección intestinal el enfermo sólo podrá ingerirla en pequeñas cantidades. Cuando haya finalizado la primera toma, se hará lo mismo con un segundo vaso, pero en esta ocasión se intentará con dos cucharaditas de té. Del tercer vaso se beberá un sorbo cada 15 minutos. Los dolores habrán desaparecido en 12 horas y el enfermo podrá incluso comer un panecillo, bizcocho, purés con un poco de sal o un poco de caldo de verduras.

● En los dos o tres días siguientes se debería tomar un vaso de vinagre de manzana antes de las comidas y, lógicamente, la comida será muy ligera.

Efectos: Elimina las bacterias dañinas, desinfecta y combate la pérdida de sustancias minerales.

Qué más se puede hacer

Lo mejor que se puede hacer es guardar cama. Es muy importante en estos casos mantener los niveles de líquidos, sustancias minerales y sales. La bebida de vinagre de manzana es de gran ayuda, pero además se puede beber té azucarado (el azúcar aumenta los niveles de líquidos), bebidas de cola a temperatura ambiente o caldo de verduras con algo de sal. Es mejor no comer el primer día en que aparezcan los síntomas.

Nota: Quien viaje mucho sabrá que a veces el agua puede provocar infecciones, por eso es aconsejable que lleve en el equipaje una botellita con vinagre de manzana. Si es demasiado tarde para prevenir se puede intentar comer piel de manzana cocida o manzanas ralladas, un remedio natural ya conocido por los médicos medievales. Un efecto similar lo producen los plátanos, que en tierras tropicales son más asequibles que las manzanas.

Dolores de la menstruación

No pocas mujeres sufren dolores durante la menstruación. Se producen pérdidas desacostumbradas acompañadas de dolores espasmódicos. En ambos casos el vinagre de manzana aporta su ayuda. La doctora Susan Lark, del PMS Self Center en Los Altos, EE.UU., recomienda durante este proceso aumentar las dosis de potasio y magnesio por su gran importancia en los mecanismos de defensa contra el dolor corporal.

El vinagre de manzana es muy rico en estos minerales y logra que los alimentos con él aliñados, que preferiblemente también deberían contener calcio, potasio y magnesio, sean más fácilmente y mejor absorbidos. El efecto cauterizador del vinagre es conocido desde la antigüedad y era usado para cerrar las heridas, ya que en otros tiempos no se conocían los métodos de hoy en día.

Tratamiento con vinagre de manzana

- La gran pérdida de sangre que se produce durante la menstruación se normaliza tomando regularmente una vez al día un vaso de agua con vinagre de manzana. Una terapia que debe ser tomada en los primeros días del período y con anterioridad a modo de prevención. Los dolores de la regla también pueden ser aliviados con vinagre de manzana.
- Para reducir los dolores agudos, la medicina tradicional aconseja beber un vaso de agua con vinagre de manzana cada hora durante cinco horas.

Efectos: Disminuye la pérdida de sangre y alivia el dolor.

Tics nerviosos, calambres

El guiño incontrolado de los ojos, los espamos de la boca o los calambres nocturnos en los pies y las piernas pueden deberse a falta de sustancias minerales, en concreto potasio y calcio. Por otra parte, las deficiencias en el riego sanguíneo son a menudo motivo de tics y calambres en las piernas.

Tratamiento con vinagre de manzana

● Es aconsejable beber la mezcla de vinagre de manzana con miel de una a tres veces al día durante largo
tiempo. La miel es aquí de gran importancia.

Efectos: Alivia los calambres, nivela la falta de sustancias minerales y normaliza al riego sanguíneo.

Piedras en el riñón

Se pueden producir piedras o arenilla en la vesícula o en los riñones, que en el 92 % de los casos están relacionadas con el
calcio (piedras de calcioxalato, piedras de calcioxalato con
ácido úrico, etc.). Las causas más importantes son los desarre-
glos en el metabolismo y una escasa excreción de orina.

Cuando las piedras se han formado el médico, por el intenso dolor que producen, se perfila como única ayuda. Sin
embargo, es posible que siguiendo una terapia de vinagre de
manzana se lleguen a disolver. Para ello es imprescindible tomar durante mucho tiempo la solución de vinagre de manzana
y agua.

Efectos descalcificadores

Debe recordarse que es muy posible que el vinagre de manzana actúe en los riñones y en las vías urinarias obstruidos por
el calcio igual que en una tubería de agua. Por lo menos se
sabe que el consumo de vinagre de manzana purifica la orina
y hace que el calcio se desprenda.

Un estudio sueco asegura que el oxalato de las piedras
renales se previene con total éxito tomando vitamina B6 y
magnesio. El 70 % de las piedras renales contienen oxalato
y el vinagre de manzana aporta tanto vitamina B6 como magnesio.

La mayoría de las piedras de la vesícula o renales pueden
tratarse con medicamentos para provocar su descomposición.

Hoy existen modernas terapias con láser que las van fragmentando sin necesidad de una operación quirúrgica y los restos desprendidos se evacúan por sí mismos.

Tratamiento con vinagre de manzana

- Beba usted cada mañana antes o después del desayuno un vaso de agua con dos cucharaditas de té con vinagre de manzana. También puede beberse una o dos veces más al día. Esta terapia durará hasta que las piedras desaparezcan.

Efectos: Descalcifica, nivela la falta de vitamina B6 y magnesio (véase en páginas siguientes *Vinagre de diente de león* y *Vinagre de aquilea).*

Qué más se puede hacer

Junto con la ingestión del vinagre de manzana se debe beber diariamente por lo menos dos o tres litros de agua mineral, tés o zumos de fruta aguados. Eso facilitará la limpieza de los riñones. Puede ser útil para ayudar a mantener los niveles de calcio beber leche o productos lácteos y los que contienen hierro como el chocolate, el té negro, las espinacas, las judías o el pimiento verde. Lo que nunca deberá consumirse son productos ricos en ácido oxálico como el ruibarbo.

Dolores reumáticos

Los comúnmente llamados dolores reumáticos son problemas muy comunes en el aparato locomotor (en griego *reuma:* corriente). Estos dolores aparecen mayoritariamente en las articulaciones (véase *Dolores articulares)* o en los músculos. Existen muchos motivos causantes de un reumatismo muscular, por lo que a menudo no se sabe la causa concreta de su aparición. Los más probables son los trastornos metabólicos, las hipotermias, las infecciones, las reacciones alérgicas, los trastornos en el riego sanguíneo, el desgaste articular y las escoriaciones o sobrecargas.

La medicina tradicional cuenta con muy buenos resultados obtenidos gracias a la bebida de vinagre de manzana. Muchos pacientes han conseguido aliviar los dolores o incluso casi eliminarlos.

Tratamiento con vinagre de manzana

● Tome a diario la bebida de vinagre de manzana con miel, mejor si es por la mañana, y si quiere tomarla más veces hágalo antes de las comidas. Este tratamiento debe durar por lo menos de dos a tres meses.

Efectos: Reactiva el metabolismo, mejora el riego sanguíneo, favorece la recuperación de las infecciones y alergias, refuerza la constitución y desintoxica.

Qué más se puede hacer

Si se sufren intensos dolores reumáticos podría intentar seguir una terapia de choque. La medicina tradicional recomienda en estos casos, como en otros, beber cada hora una mezcla de vinagre de manzana y miel durante siete horas.

Trastornos del sueño

Las horas de sueño necesarias son muy variables, cada persona tiene su propio ritmo. Algunos se sienten ya repuestos con seis y otros necesitan nueve. Se considera que se producen trastornos del sueño cuando estas horas no corresponden a las que se necesitan, bien porque se pasan demasiadas horas sin dormir (insomnio) o porque se duermen unas horas para luego no poder reconciliar el sueño. A consecuencia de este trastorno uno se siente cansado e inactivo todo el día. Los posibles motivos son los problemas intelectuales, falta de actividad física o el consumo excesivo de sustancias como café, nicotina o alcohol.

Se debe dormir

Una persona necesita dormir:

- De siete a catorce años, unas diez horas diarias.
- De quince a cincuenta, entre siete y ocho horas diarias.
- De cincuenta a setenta, entre cinco y ocho horas diarias.

Tratamiento con vinagre de manzana

La mezcla de vinagre de manzana con miel tiene un gran poder sedante y tranquilizante.

- Remueva en una taza con miel tres cucharaditas de vinagre de manzana y déjela sobre la mesilla de noche. Con tal de facilitar el sueño es recomendable tomar dos cucharaditas de té de esta solución. En caso de desvelarse en plena noche pueden tomar otras dos cucharaditas.
- Otra solución es mezclar en un vaso con agua dos cucharaditas de té de vinagre de manzana y otras dos de miel, y mantener otro vaso preparado por si se despierta en plena noche.

Efectos: Tranquilizante.

Qué más se puede hacer

Existen otros rituales para conciliar el sueño (por ejemplo un corto paseo, un baño caliente, beber leche con miel y la lectura); con ellos se puede lograr diariamente una sensación de relajación.

El hipo

El hipo no es más que la contracción del diafragma. Normalmente es inofensivo y desaparece a los pocos minutos. En casos muy raros éste puede dar lugar a continuos dolores.

Tratamiento con vinagre de manzana

- La medicina tradicional recomienda en estos casos beber un vaso de agua con hasta dos cucharaditas de té con vinagre de manzana, o simplemente tomarse una cucharadita de té con vinagre de manzana.
- También se pueden dejar caer unas gotas de este vinagre en un terrón de azúcar y mantenerlo sobre la lengua hasta que se deshaga.
- Otros remedios caseros recomiendan beber dos cucharadas de salsa para las ensaladas o comer una rodaja de limón.

Efectos: Antiespasmódico, mejora el tránsito intestinal.

Qué más se puede hacer

Asimismo, se podría beber muy lentamente y a sorbos un vaso de agua caliente con una cucharadita de té con vinagre de manzana. *In illo tempore* era ya conocido el método de abrir la ventana y apoyarse en el alféizar flexionando las rodillas, hasta que desaparece el hipo. O también aguantando unos momentos la respiración varias veces hasta que cesan los espasmos del diafragma.

El embarazo

Se tiene noticia de algunas embarazadas que intentan comerse cal de las paredes o los jaboncillos de sastre. Esto quiere decir que tienen carencias de sustancias minerales. Estos antojos son señales del cuerpo para expresar que les falta compensar una pérdida fisiológica del metabolismo. Si durante el embarazo se suministran vitaminas y sustancias minerales por medio del vinagre de manzana, el niño vendrá al mundo más fuerte y sano, su nacimiento será más fácil, la recuperación del parto será más rápida y la leche materna de mejor calidad. El doctor Jarvis dijo haber visto recién nacidos «con una mata de pelo fuerte y poblada, con las uñas de las manos largas y unos músculos tan fuertes, que a finales de su primera semana de vida ya podía levantar su cabecita por sí mismos del cojín. Con el tiempo ese niño sería muy fuerte e inteligente».

Tratamiento con vinagre de manzana

- Durante el embarazo se debe beber diariamente un vaso de la mezcla de vinagre de manzana y miel. Si se bebe por las mañanas, justo después de levantarse, actuará como preventivo de las náuseas que suelen acentuarse entre las semanas 8 y 13.
- Si se quiere se puede tomar en días alternos un segundo vaso. La miel así mezclada aporta glucosa pura que necesita la embarazada y que absorbe el feto a través del riego sanguíneo.

Efectos: Aporta vitaminas, sustancias minerales y glucosa, favorece el desarrollo de la placenta.

Estimular el crecimiento de la placenta

Hay embarazadas a las que les gusta beber regularmente la mezcla de vinagre de manzana y agua. Los bioquímicos creen haber encontrado la explicación a este fenómeno. El vinagre de manzana, como otros vinagres, se componen de sustancias fundamentales para el desarrollo de la placenta. Estas sustancias deben ser asimiladas como una vitamina, es decir, por ingestión. Otras investigaciones científicas sobre el asunto están todavía por determinar.

Qué más se puede hacer

Mojar regularmente el pezón con vinagre de manzana durante el embarazo favorece la turgencia de la piel y así no se producen grietas cuando el bebé mama.

También puede hacerse un masaje con vinagre de manzana para así tensar y dar mayor elasticidad a la piel y a los tejidos. De esta manera se prevén las estrías después del parto.

A menudo las embarazadas tienen problemas digestivos, como el molesto estreñimiento. En este caso ayuda tomar la bebida de vinagre de manzana muy diluida después de las comidas. Se debe beber hasta medio litro para poner los intestinos de nuevo en orden. Además, estaría bien masajear la región lumbar y el vientre suavemente con movimientos circulares.

Si durante el embarazo se aumenta de peso muy rápidamente se puede beber a pequeños sorbos un vaso de vinagre de manzana con agua y miel y así calmar el hambre.

Nota: Contra el malestar general ayuda también el siguiente remedio casero: empapar una toalla de lino en agua caliente, escurrirla y ponerla sobre la barriga. Cuando ésta se enfría, se saca y se renueva.

Vértigo

El vértigo puede ser debido a muchas causas: afecciones de la columna vertebral, una intoxicación alcohólica o medicamentosa o incluso alguna enfermedad auditiva o mental. Se debe consultar al médico sobre la causa más plausible cuando se padecen ataques reiterativos e inesperados. Por otro lado, los ataques de vértigo pueden ser provocados por la debilidad en las piernas o, a veces, por un trastorno en el sistema locomotor.

Tratamiento con vinagre de manzana

● Si después de seguir un tratamiento médico no cree haber notado mejora, podría intentar seguir una cura con vinagre de manzana (ver páginas anteriores) que duraría entre dos y tres meses.

Qué más se puede hacer

Los ejercicios del qi-gong pueden también ayudar a desarrollar el sentido del equilibrio y eliminar el vértigo. En caso que no se tenga ninguna enfermedad que pueda ocasionarlo ayuda mucho activar el movimiento circulatorio mediante paseos, mucho aire fresco o una ducha rápida.

La acidez de estómago

La acidez aparece cuando los jugos gástricos entran en contacto con la comida. En el estómago se encuentran las sales ácidas que se desprenden de las paredes intestinales y causan un dolor ardiente, de quemazón. Las razones por las que los jugos gástricos toman un camino equivocado es diferente en cada caso. Muchas veces el motivo radica en un «demasiado»: demasiada grasa, demasiada albúmina, demasiado dulce, demasiado caliente o, en resumen, comer demasiado, que provoca a menudo dolor. También demasiado café, alcohol o nicotina puede ser la causa. Tengan pues cuidado porque una acidez fuerte y repetida varias veces a lo largo de la semana señala que el estómago está gravemente enfermo o que se padece una úlcera contra lo que el vinagre de manzana ya no puede hacer nada.

Tratamiento con vinagre de manzana

● Beba antes de comer un vaso de agua con una cucharadita de té con vinagre de manzana y miel.

Efectos: Ayuda a la separación de la albúmina, la grasa y los hidratos de carbono en la digestión.

Qué más se puede hacer

Si padece usted acidez, adopte una postura erguida o, aún mejor, pasee. Esto dificulta la asunción de los ácidos. Si la acidez se produce por la noche tiéndase hacia el lado izquierdo, ya

105

que la salida superior del estómago está algo desplazada a la izquierda, sería conveniente que la parte superior del cuerpo estuviese más alta que el resto.

Sobrepeso

Es mejor no hacer caso a algunos seguidores de la medicina tradicional cuando afirman que «el vinagre de manzana elimina grasa sobrante». Al que se alimenta sin ton ni son, come en exceso y se mueve demasiado poco, el vinagre de manzana no le hará estar más delgado. En cambio, al que se alimenta adecuadamente y practica deporte, el vinagre de manzana podrá ayudarle en el adelgazamiento o incluso acelerarlo, pues estimula el metabolismo y eleva los niveles de energía que el cuerpo necesita para respirar y para el riego sanguíneo. Cuando el metabolismo se acelera, la grasa del cuerpo se quema más rápidamente.

Se ha comprobado que el vinagre de manzana quita el hambre. Si al comer se bebe la mezcla de vinagre de manzana, automáticamente come menos. Aunque, por una parte se constate que éste abre el apetito, la práctica muestra en cambio lo contrario: tomar un vaso de agua avinagrada en las comidas hace perder el hambre.

Tomando esta mezcla se puede aguantar perfectamente hasta la siguiente comida sin comer nada entre horas.

Tratamiento con vinagre de manzana

- Según la medicina tradicional se debe tomar a sorbos durante la dieta y tres veces cada día coincidiendo con las comidas, un vaso de agua con dos cucharaditas de té con vinagre de manzana y media de miel. Una vez acabada la dieta, se recomienda beber durante algún tiempo y por la mañana la bebida de vinagre de manzana.

Efectos: Estimula el metabolismo general y basal, separa las grasas, aporta sustancias minerales al cuerpo y favorece la digestión.

Qué más se puede hacer

Uno de los puntos más importantes para la eliminación de residuos es comer grasas con moderación. Cabe pensar también en las grasas escondidas en la mayoría de los productos para picar y los frutos secos. Es importante también dar largos paseos.

El estreñimiento

El estreñimiento es una disfunción muy común sobre todo entre las mujeres. La anticuada opinión de algunas teorías psicológicas profundas de que ésta se debía a un deseo reprimido de «no querer aportar nada» se ha revelado hoy en día, bajo la mirada de la nueva dietética, en insostenible. El estreñimiento se produce por comer pocas sustancias fibrosas, escasos cereales, frutas y verduras. Desde el punto de vista médico el estreñimiento es un síntoma clásico de obturación del músculo peristáltico y, consecuentemente, de los movimientos musculares del intestino, lo que sucede por una continua sobrecarga o, lo que es peor, un constante debilitamiento.

Los desagradables efectos secundarios

El tipo de estreñimiento mencionado provoca determinados efectos como la pérdida de apetito, continua sensación de saciedad, dolores de cabeza, apatía, sudoración excesiva, ánimo depresivo y mal sabor de boca. En tales casos el vinagre de manzana aporta su ayuda en dos frentes. Básicamente activa los intestinos y lucha contra los síntomas que producen un estreñimiento crónico provocados por un autoenvenenamiento intestinal. El efecto antiséptico del vinagre reduce la producción de sustancias nocivas del intestino, lo que reduce de inmediato los desagradables efectos secundarios.

Tratamiento con vinagre de manzana

Un viejo remedio casero para el estreñimiento:

- Se calientan dos tazas de agua, se vierten dos cucharadas de linaza y se remueve. Se deja en el fuego durante un cuarto de hora y después se cuela.
- Beba una taza del mencionado remedio a las nueve de la noche echando una cucharadita de té con vinagre de manzana siempre lentamente y a sorbos.
- La mezcla de agua y vinagre de manzana se deberá tomar durante algún tiempo cada mañana con bastante agua templada.

Efectos: Estimula la digestión y elimina gérmenes.

Qué más se puede hacer

Comer muchos alimentos con fibra como manzanas, peras, ciruelas, higos, pan integral o copos de avena. También aportan gran ayuda las verduras, a ser posible crudas. Más fácil es tomar una cucharada de miel después de cada comida. Evite alimentos que producen estreñimiento, como el chocolate. Además es recomendable hacer ejercicio y masajes en el vientre que activen los intestinos.

Susceptibilidad a los cambios climáticos

En el estado norteamericano de Vermont, en la frontera con Canadá, el clima es muy variable. En la temporada de vientos, los habitantes se quejan de dolores de cabeza, mareos, flojedad, molestias en las cicatrices, etc. Desde hace mucho tiempo tratan estos males con vinagre de manzana.

Tratamiento con vinagre de manzana

● Las consecuencias de un clima variable disminuyen notablemente tomando de una a dos veces al día y durante algún tiempo la bebida del vinagre de manzana.

Efectos: Estimula el metabolismo, favorece la recuperación y refuerza el sistema inmunológico.

Qué más se puede hacer

Con paseos de media hora al aire libre se refuerzan las defensas del organismo y es más fácil la recuperación frente a las influencias del cambio de clima.

El sistema inmunológico se refuerza y se curte con fuertes contrastes de caliente-frío como la sauna, los baños de vapor o los baños recomendados por el doctor Kneipp. De todas maneras, es incuestionable la efectividad de estos sistemas para combatir las infecciones.

La cura de las heridas

La toma regular de vinagre de manzana durante largo tiempo estimula el metabolismo y mejora la coagulación de la sangre. Es decir, la sangre se coagula rápidamente, formando una costra, que cierra la herida y evita la hemorragia. Los investigadores del efecto curativo del vinagre de manzana aseguran que la coagulación es más rápida en aquellos que lo toman porque adquieren sustancias minerales y vitaminas. Un caso aparte lo constituyen los hemofílicos, en los que cualquier hemorragia, por pequeña que sea, es muy difícil de parar; la hemofilia es una enfermedad genética, en la que la capacidad de coagulación queda extremadamente reducida. Los que padezcan estas enfermedades han de evitar al máximo las más pequeñas heridas.

El vinagre de manzana facilita al organismo obtener sustancias de otros alimentos como la miel, cuyas ricas propiedades se potencian bebiendo la mezcla con vinagre de manzana.

Concretamente, con ella aumentan enormemente los niveles de calcio, potasio, fosfato de hierro, cloruro sódico y vitamina K en la sangre.

Tratamiento con vinagre de manzana

- Quien ve que sus heridas, independientemente del tamaño, sangran en exceso, debería tomar cada día de uno a tres vasos de agua avinagrada con una o dos cucharaditas de té con miel para así mejorar la coagulación.

Efectos: Mejora la coagulación de la sangre y la cura de las heridas.

Qué más se puede hacer

El proceso curativo de un postoperatorio se acelerará si se toman a diario cuatro semanas antes de la operación un vaso de agua avinagrada antes de cada comida. Esto, empero, debe comentarse antes con el cirujano.

USOS EXTERNOS

Las erupciones cutáneas

Las erupciones y escoceduras de la piel que a menudo ocupan una gran superficie (eccemas) son la mayoría de las veces reacciones alérgicas a ciertas sustancias. Concretamente, las erupciones son reacciones alérgicas de la piel que en principio son fáciles de curar. Algunas de estas sustancias son: níquel, pelo de animal, polvo de la casa, algunas telas como las fibras sintéticas, picaduras de insectos, medicamentos, polen o algunos alimentos.

Tomar vinagre de manzana diluido regenera el manto ácido protector de la piel, favorece el riego sanguíneo y facilita su recuperación. Se recomienda fortalecer al máximo las defensas contra los casos de infección externa debida a alergias, para lo que es muy efectivo beber a diario un vaso de la mezcla de vinagre de manzana, agua y miel.

Tratamiento con vinagre de manzana

- Límpiese a menudo el lugar de la erupción con agua fría mezclada con dos cucharaditas de té con vinagre de manzana.
- Hágase finalmente un masaje con vinagre de manzana (veáse en páginas posteriores *Picor*).
- Para calmar la piel puede bañarse en agua caliente con medio litro de vinagre de manzana.
- Confeccione la siguiente mezcla y aplíquela en la superficie afectada cada día, sobre todo por las mañanas y por la noche antes de ir a dormir. Ponga cáscaras de huevo en un tarro con cierre de rosca, riéguelas con vinagre de manzana hasta cubrirlas y tápelo, espere dos o tres días hasta que el ácido acético disuelva el calcio de las cáscaras.

Efectos: Alivia el dolor, calma el picor; y es antialérgico, desinfectante y antiinflamatorio.

Los hematomas

Se produce un hematoma después de un golpe o como consecuencia de un esguince en un lugar donde hay riego sanguíneo. La zona afectada se tornará de color morado, dolerá y se endurecerá. Durante el proceso de curación su color variará de rojo a amarillo antes de su total desaparición.

Tratamiento con vinagre de manzana

- La medicina tradicional recomienda en estos casos poner encima del hematoma un emplaste con vinagre

---

111

de manzana o arcilla. Se empapa un trozo de tela con agua helada, o mejor incluso con hielo, se echan unas gotas de vinagre de manzana y se pone simplemente sobre la zona. Encima se coloca una tela seca y tan pronto como se caliente la primera toalla se renueva.

Efectos: Enfría, alivia el dolor y deshincha.

Qué más se puede hacer

A partir de aquí es mejor dejar la zona herida en reposo y a ser posible mantenerla en alto.

Nota: Las pequeñas manchas moradas desaparecen rápidamente si se prepara un líquido con dos cucharadas de vinagre de manzana caliente y media cucharadita de té con sal. Se vierte esta solución sobre un paño limpio y éste encima de la mancha morada. Esta operación se repetirá a diario tantas veces como haga falta.

Las quemaduras

Desde antiguo los médicos discuten sobre si es pertinente tratar de inmediato las quemaduras con agua fría o no. Mientras tanto conviene aclarar que el agua ayuda mucho, pero su uso provoca la mayoría de las veces la aparición de cicatrices. Por eso el vinagre es mejor que el agua cuando se trata de hacer curas de urgencia.

Tratamiento con vinagre de manzana

- La medicina tradicional y reconocidos sanadores naturales recomiendan para las quemaduras aplicar lo más pronto posible una tela mojada en una solución de vinagre o incluso vinagre sin diluir. Así se calma el dolor superficial y, además, se ha demostrado que después de la cura no aparece ninguna cicatriz. La medicina tradicional tiene preferencia por el vinagre de manzana, pero también es aplicable el vinagre de vino.

Efectos: Desinfecta, enfría, alivia el dolor, reduce los espasmos y favorece la curación de la herida.

Qué más se puede hacer

En caso de que no se tenga a mano ni agua fría ni vinagre para esta cura inmediata, inténtelo poniendo miel alrededor de la herida; se calmará el dolor y se desinfectará gracias a sus sustancias antibióticas. Tengan en cuenta que la miel es sólo para una ligera cura de urgencia, ya que en quemaduras graves el riesgo de infección es demasiado alto.

El agotamiento

Sentirse continuamente agotado, sin ánimos y sin fuerza vital puede deberse a causa de la falta de alguna sustancia alimenticia. No solemos alimentarnos como es debido, y olvidamos la importancia que las vitaminas y los minerales tienen para nuestra vida. Durante el día, consumimos un exceso de sustancias con cafeína o medicamentos, con el resultado de no poder dormir por las noches y amanecer en el estado descrito más arriba. Las personas que padecen este estado crónico «no viven, sólo existen», según el doctor Bragg, quien asegura que «muchas de ellas tienen también depresiones y agotamiento mental».

Tratamiento con vinagre de manzana

Beba diariamente la mezcla de vinagre de manzana, miel y agua e intente aplicarse como remedio urgente un masaje de la siguiente manera:

- Llene un vaso de agua hasta la mitad y vierta una cucharadita con vinagre de manzana.
- Póngase un poco en la mano y restriéguelo por todo

113

su cuerpo y por las plantas de sus pies, donde se concentran gran parte de las terminaciones nerviosas.

- Masajéese siempre hacia el corazón. Séquese después no con una toalla, sino masajeándose de nuevo con las manos hasta que quede totalmente seco. Así se activa el riego sanguíneo.

Efectos: Vitaliza y refresca todo el cuerpo.

Qué más se puede hacer

Le resultará de gran ayuda pensar en las siguientes palabras del doctor Jarvis: «Nuestra casa humana se renueva y se reconstruye con la comida que ingerimos, con la bebida que bebemos y con el aire que respiramos».

Nota: Si siente la vista cansada o se le cierran los párpados, coja un poco de algodón y empápelo con vinagre de manzana para ponérselo en los ojos cerrados. Antes de abrirlos, límpielos con agua tibia.

Fiebre

La fiebre, es decir, el aumento de la temperatura corporal más allá de 37,5 °C, no es en realidad ninguna enfermedad, sino la reacción corporal a una irregularidad, la mayoría de las veces a procesos contagiosos o inflamatorios, pero también a enfermedades no infecciosas como una hiperfunción de la glándula tiroides, alergias o hinchazones. En caso de fiebre alta se debe llamar al médico. Si la fiebre es baja, se puede añadir al tratamiento médico el de la medicina tradicional.

Tratamiento con vinagre de manzana

- Para hacer una compresa fría para las pantorrillas doloridas, empape dos trapos de lino con la mezcla de agua y vinagre de manzana (una parte de agua y dos de vinagre); escúrralos y envuelva con ellos la zona afectada.

114

Éstos se pueden cubrir con dos toallas de rizo secas y una manta de lana. Después de media hora, retire las comprensas y deje reposar las piernas otra media hora.

- Si tiene fiebre puede intentar neutralizarla con un baño de vapor de vinagre de manzana (siempre que la temperatura febril no sea excesiva). Llene la bañera con agua a la temperatura corporal normal y vierta medio litro de vinagre de manzana. Permanezca en ella un cuarto de hora respirando el vapor. Pasado ese tiempo salga tan rápido como pueda, vístase sin secarse con un albornoz y métase en la cama. Media hora después de haber sudado, quítese el albornoz y séquese lo mejor posible. Este tratamiento no se puede hacer más de una vez cada tres días.

- Los «calcetines de vinagre» reducen también la fiebre. Para ello sumerja dos calcetines de algodón en agua con vinagre de manzana a partes iguales. Escúrralos, póngaselos, cúbralos con otros de lana y vuelva a cubrirlos con una manta. Repita la operación cuando éstos estén secos.

Efectos: Hace disminuir la fiebre, activa el riego sanguíneo, favorece el sueño reparador y desintoxica.

Qué más se puede hacer

Cuando se tiene fiebre lo mejor es beber en gran cantidad para así estabilizar el riego sanguíneo. Beba sobre todo la mezcla de vinagre de manzana, zumos de fruta natural, agua mineral y té. El té negro de saúco es excepcionalmente bueno para disminuir la fiebre. También la infusión de tila es adecuada como antipirético por su efecto sudorífico; con su ayuda se puede exudar la fiebre.

Ladillas

Tener ladillas (*Phtirus pubis*) es hoy en día muy raro. Viven mayoritariamente en la zona testicular, y también en el pecho, las axilas o entre el pelo de la barba, pero son mucho menos frecuentes en la zona del cuero cabelludo. Se las reconoce por los puntitos azulados e hinchados que producen o, cuando se tiene muy buena vista, se pueden ver directamente sus liendres. Esos pequeños puntitos de casi un milímetro de chupadores de sangre pueden llegar a producir un picor extremo. Las hembras ponen sus huevos entre el pelo. Las ladillas se cogen por contacto sexual o por llevar ropa de personas afectadas.

Tratamiento con vinagre de manzana

● Un método muy antiguo recomienda lavar la zona con vinagre de manzana. Hay que limpiarse con el mejor y más puro vinagre de manzana varias veces al día, y sobre todo por la noche antes de ir a dormir. Si el vinagre puro es demasiado fuerte, se diluye en agua. Aunque se piense que ya han desaparecido, es conveniente continuar limpiando durante una o dos semanas a causa de las liendres.

Efectos: Elimina o expulsa las ladillas, y calma el picor.

Qué más se puede hacer

Se debe cambiar y lavar diariamente la ropa interior, al igual que la ropa de cama y las toallas. Con tal de mejorar la desinfección, vierta un cuarto de litro de vinagre de manzana en la lavadora.

Las infecciones vaginales

Es seguro que si una mujer tiene problemas de infección en sus partes íntimas acudirá al médico. Como apoyo a la terapia por éste recomendada, se puede recurrir a lavar la zona con vinagre de manzana; es muy probable que, después del tratamiento, la flora de esa zona quede afectada pues con estos tratamientos se eliminan tanto los microbios malignos como los benignos.

El lavado con vinagre de manzana puede efectuarse regularmente, ya que este tiene un pH casi idéntico al de la zona íntima de la mujer. Por eso los ginecólogos recomiendan el lavado con agua avinagrada, para restaurar la flora vaginal hasta lograr su equilibrio natural o como tratamiento posterior a la toma de medicamentos. También es aconsejable aplicarlo en caso de picor o escozor.

Tratamiento con vinagre de manzana

- En caso que tenga dolor, hágase una o dos veces al día un lavado vaginal. Empiece con tres partes de agua caliente y una de vinagre de manzana. Si esta proporción no es adecuada puede probar una mezcla a partes iguales.

Efectos: Desinfectante, regenerador de la flora vaginal y desodorante.

Qué más se puede hacer

Como prevención, es recomendable hacer este lavado una o dos veces a la semana.

Pie de atleta

El pie de atleta es una dolencia que debe ser tratada, ya que no se va por sí sola. Es típico contraerla en las zonas interdactilares de los pies cuando están húmedas y calientes. Por eso siempre hay que procurar secarse muy bien. Por si acaso, utilice talco para absorber la humedad de los pies.

117

Tratamiento con vinagre de manzana

- Sumerja los pies por lo menos dos veces al día, de cinco a diez minutos, en un litro de agua caliente con una taza de vinagre de manzana o vinagre de tomillo, añadiendo media taza de sal. El efecto emoliente de la sal facilita la acción del ácido acético contra el pie de atleta.

- Pásese ligeramente por la zona un algodón impregnado con vinagre de manzana cada día cuantas veces sea posible.

- El picor se alivia cuando se calza unos calcetines de algodón impregnados de agua avinagrada y escurridos, que se cubren con otros calcetines más gruesos. Quítese los primeros cuando estén secos.

Efectos: Desinfecta y alivia el picor.

Que más se puede hacer

Para el pie de atleta lo mejor es dejar los calcetines en remojo con vinagre de manzana durante media hora, antes de meterlos.

Hemorroides

Las hemorroides son la dilatación y proliferación de la red de vasos sanguíneos que recubren las mucosas del final del intestino. Se pueden sentir como unos nódulos externos o internos que producen un dolor molesto y cierta pérdida de sangre cuando afecta a los tejidos.

Las hemorroides se pueden deber a muchas causas, entre ellas estar mucho tiempo sentado, ingerir alimentos con poca fibra o padecer estreñimiento. Si sus tejidos conjuntivos son delicados es conveniente que elimine esas causas. Tomar a diario la bebida del vinagre de manzana y lavarse con agua avinagrada le serán de gran ayuda. Aplicado externamente, y debido a su efecto astringente, evita la inflamación de los nódulos.

118

Tratamiento con vinagre de manzana

- Son muy recomendables los baños de agua fría con una cucharada de vinagre de manzana.
- Cuando los nódulos duelan, empape un poco de algodón con vinagre puro y frío de manzana y aplíquelo en la zona afectada.

Efectos: Calma el dolor y alivia el picor.

Qué más se puede hacer

Utilice una silla lo más cómoda posible. Consuma productos ricos en fibra como frutas (ciruelas negras, higos), verduras (col fermentada cruda) o cereales. El ejercicio diario fortalece los tejidos conjuntivos. Bañarse en agua tibia con una infusión de manzanilla calma el dolor y la inflamación.

Picaduras de insectos

Las picaduras de mosquitos y tábanos son «sólo» molestas, no así las de avispas y abejas, que son dolorosas y, en caso de ser alérgicos, pueden conllevar peligro de muerte. Si le ha picado alguno de estos insectos debe extraer rápidamente el aguijón con unas pinzas y, si nota un debilitamiento del riego sanguíneo, llame urgentemente a un médico. En los últimos años se ha descubierto que otras picaduras en principio inocuas pueden ocasionar inflamaciones o tumefacciones de consideración. Se desconoce si éstas son venenosas o influyen de algún modo sobre las alergias con un alto riesgo para la salud.

Tratamiento con vinagre de manzana

- Las picaduras deben tratarse inmediatamente vertiendo vinagre de manzana puro sobre la tumefacción. Si se es alérgico a las picaduras de insectos, debe acudirse urgentemente al médico.

Efectos: Alivia el dolor, reduce las tumefacciones y calma el picor.

Qué más se puede hacer

Los insectos se sienten muy atraídos por el olor de productos utilizados por el hombre, como las cremas protectoras del sol y las cremas para la piel. Frotarse la piel con agua avinagrada le servirá de protección durante bastante tiempo.

Notas: Si estando de vacaciones en el Mediterráneo sufre la insoportable comezón de la picadura de una medusa, lávese la zona con la misma agua marina y échese después vinagre puro de manzana. En caso de hallarse en los trópicos tal ayuda se considera de emergencia y sólo sirve para esperar al médico de urgencia.

El método de los señores coloniales

Si planea ir de vacaciones a países donde los numerosos mosquitos pueden echar por tierra las noches más apacibles, puede utilizar el método que empleaban los colonizadores ingleses en aquellas regiones tropicales como prevención contra la malaria.

Ingredientes
semilla de eneldo
flor de lavanda
romero
ruda
salvia
ajenjo
menta verde
medio litro de vinagre de manzana
tres gotas de aceite de alcanfor o una cucharadita de su polvo

Preparación:

● Eche en un recipiente unas cuantas semillas de eneldo, flores de lavanda, unas hojitas de romero, ruda, salvia, ajenjo y menta verde.

● Riegue esa mezcla con vinagre de manzana y guárdela tapada y en reposo durante cinco días en un lugar no demasiado caluroso.

● Pasado este tiempo, extraiga las hierbas y vierta una cucharadita de té con polvo de alcanfor o tres gotas de su aceite. Una vez mezclado, se procede a llenar botellas con el vinagre resultante.

● Empape la zona infectada para aliviar el picor. Recuerde que este preparado sólo es de aplicación externa.

Picor

El picor sobre la piel que no ha sido provocado por la picadura de ningún insecto se debe a una reacción alérgica a alguna sustancia. Pero también puede ser síntoma de un estado de nerviosismo o de que la piel haya sido atacada por microorganismos como hongos. Los ancianos también tienen su picor particular, el llamado «picor senil», que afecta a una piel seca y escamosa y que se da en los codos y en las espinillas.

Contra el picor persistente, es aconsejable rociar la zona afectada con vinagre de manzana, ya que regenera el manto ácido de la piel cuya función es proteger de los indeseados microbios. Mucha gente tiene la piel oscura porque la han tratado con medicamentos y pomadas que contenían sustancias muy agresivas, que han acabado por destruir la película protectora de la piel.

Tratamiento con vinagre de manzana

● Diluya una parte de vinagre de manzana con tres de agua y extiéndala con la mano sobre la superficie afectada o, mejor aún, por todo el cuerpo. Empiece por los pies o por las manos y masajéese siempre en dirección al corazón. Este masaje da a la circulación cierto estímulo. Séquese suavemente y deje penetrar el líquido en la piel. Su efecto evaporizador refresca, calma y mitiga el picor.

● No tenga miedo a su olor ácido, tan pronto como esta loción biológica penetre en su piel irá desapareciendo.

● Los métodos de frotación son también muy adecuados contra las erupciones cutáneas (ver páginas anteriores).

● En caso de que sientan un acuciante picor y deseen darse un baño, viertan en él dos o tres tazas de vinagre de manzana. Esto no sólo alivia el picor sino que regenera la piel y da consistencia a los tejidos.

Efectos: Alivia el picor, regenera el manto ácido protector de la piel, desinfecta y revitaliza.

Qué más se puede hacer

Se recomienda limitar la ingesta de sustancias estimulantes como el alcohol y el café. Cuando se tiene la piel seca, los masajes con aceite de sésamo o de germen de trigo con algo de vinagre de manzana son de gran ayuda. Antes de lavarse, sobre todo, debe masajearse con esta mezcla para proteger la piel. El baño con tomillo tiene también un efecto desinfectante y calmante para el picor. Vierta unos 100 gramos de semillas de tomillo en un litro de agua caliente, déjelo reposar durante 20 minutos y eche la infusión en la bañera.

Piojos

Esta enfermedad está causada por parásitos que se esconden en los sombreros y gorras y en el pelo de los animales domésticos, además de en los respaldos de las butacas de locales públicos con una higiene deficiente. Son sobre todo los niños los que padecen las escamaciones y picores tan intensos de estos parásitos.

Tratamiento con vinagre de manzana

- Moje un dedo en vinagre de manzana diluido y póngalo en la parte inflamada de la cabeza seis veces al día, pero sobre todo por las mañanas y por la noche.
- El afectado deberá beber, por lo menos una vez al día, el preparado de vinagre de manzana.

Efectos: Funciona como antiséptico, alivia el picor y nivela la pérdida de sustancias minerales.

Qué más se puede hacer

Una vez lavada la cabeza ésta se debe aclarar mediante un litro de agua caliente en la que se ha disuelto media taza de vinagre de manzana; sus efectos perdurarán.

Varices

Las varices suelen afectar más a las mujeres que a los hombres. La causa de estas inflamaciones radica en los cambios patológicos de las venas ocasionados por la debilidad del tejido conjuntivo. Las venas de las piernas son las más afectadas; al dilatarse los vasos sanguíneos, las piernas se vuelven pesadas y duelen, y los pies y las articulaciones tienden a inflarse hasta el punto de causar calambres en las pantorrillas.

Tratamiento con vinagre de manzana

- Lávese las piernas con vinagre de manzana antes de ir a dormir y justo después de levantarse, así como después de cada baño o ducha. Espere hasta que el líquido se haya secado por sí solo. Este tratamiento aliviará el dolor y prevendrá el empeoramiento.
- Báñese de vez en cuando los pies en un recipiente con agua y un cuarto de litro de vinagre de manzana. Pon-

123

ga los pies en remojo durante uno o dos minutos pero no se seque; póngase unos calcetines de algodón y encima otros de lana. A ser posible mantenga los pies en alto.

- Coja dos trapos de lino y sumérjalos en vinagre de manzana; cuando los saque, envuelva con ellos las piernas. Cúbralos con dos toallas y mantenga las piernas en alto durante una media hora antes de quitar la envoltura.
- Consuma diariamente la bebida de vinagre de manzana. Gracias a su efecto de activación del metabolismo reforzará además el tejido conjuntivo.

Efectos: Alivia el dolor y reduce la inflamación.

Qué más se puede hacer

Se deben poner las piernas en alto tan a menudo como sea posible. Evite sentarse con las piernas cruzadas o estar mucho rato de pie. Se recomienda dar largos paseos, hacer gimnasia, ir en bicicleta o nadar. Fumar puede influir negativamente en la enfermedad, hasta el punto de provocar problemas circulatorios o incluso trombosis.

Calambres musculares

Los típicos dolores musculares se producen a causa de que los tejidos y la musculatura, no habituados al ejercicio físico, sufren una sobrecarga. Los tejidos se inundan de residuos metabólicos, sobre todo de ácido láctico, ya que no pueden ser absorbidos con la rapidez adecuada.

Tratamiento con vinagre de manzana

- Tome un baño de agua caliente con dos tazas de vinagre de manzana y mientras tanto hágase unas friegas en las piernas, pies, brazos, tronco y cuello, presio-

124

nando un momento y levemente. Para finalizar masajéese la cabeza, la cara y el cuero cabelludo.

Efectos: Favorece la circulación sanguínea, calma el dolor y reduce la hinchazón (véase el apartado referente al *Vinagre de caléndula*.)

Qué más se puede hacer

Si una vez pasado el dolor decide volver a hacer deporte, haga un precalentamiento más largo de lo habitual. Una sesión de sauna o un baño caliente justo después de la práctica de deporte y un masaje harán que los calambres desaparezcan.

Nota: Para reducir el dolor conviene hacer una compresa con un paño de lino empapado en vinagre de manzana y ají, y dejarlo unos diez minutos. Otro buen remedio, en este caso de fricción, es el vinagre de hierbas: para ello se debe realizar una mixtura de mejorana, orégano, ruda, salvia, ajenjo o aquilea, un poco de corteza de sauce y tintura de mirra, y mezclarlo todo con un litro de vinagre de manzana. Se deja reposar durante dos semanas y luego se escurren las hierbas; el vinagre resultante se embotella.

Hemorragias nasales

De todos es sabido que un golpe en la nariz puede provocar una hemorragia nasal. Pero no lo es tanto que esta pérdida de sangre pueda ser causada por pólipos o por la desecación del tabique nasal. En este segundo caso se revientan los vasos nasales y lógicamente sangran. A veces también es síntoma de una enfermedad alérgica, lo cual obliga a acudir al médico.

Tratamiento con vinagre de manzana

● Para taponar la nariz haga una bolita de algodón, imprégnela con vinagre de manzana e introdúzcala en la ventana nasal cuidadosamente. Déjela ahí hasta que

125

cese de sangrar y entonces extráigala con mucho cuidado.

- Si a menudo le sangra la nariz, le irá bien beber regularmente la bebida de vinagre de manzana por su efecto sobre la capacidad de coagulación.

Efectos: Reduce la pérdida de sangre, desinfecta y alivia el dolor.

Qué más se puede hacer

Permanezca en la siguiente posición: incline ligeramente la cabeza hacia adelante, nunca hacia atrás, pues la sangre entraría en la faringe. También es de gran ayuda ponerse una toalla húmeda en la nuca y presionar para así estrechar los vasos sanguíneos.

Trastornos nerviosos

Los síntomas más comunes son los trastornos en el dormir, tener los pies y manos húmedos, inapetencia, molestias intestinales, intensa intranquilidad interior, taquicardia o ansiedad. Si sus actividades cotidianas o profesionales son muy estresantes, es probable que sufra una sobrecarga del sistema nervioso. Estos trastornos pueden tener otras causas, como la falta de sustancias minerales, una vida excesivamente sedentaria o la dependencia del alcohol, las drogas o la nicotina.

Tratamiento con vinagre de manzana

- Tomar la bebida de vinagre de manzana con miel compensa la falta de minerales y revitaliza el tono corporal.
- Son excepcionalmente relajantes los baños de pies alternos por la noche. Ponga un pie en un recipiente con agua caliente a unos 38-40 °C durante cinco minutos, y después de cinco a veinte segundos en agua fría con

126

un cuarto de litro de vinagre de manzana. Cambie de pie cuantas veces quiera, pero acabe siempre con agua fría. Nunca se seque los pies, déjelos secar por sí mismos al aire libre o póngase unos calcetines de algodón y luego encima de éstos unos gruesos, siempre sin secar. Después, descanse un momento.

● Los masajes matutinos con vinagre de manzana son también muy recomendables.

Efectos: Actúa como tonificador, facilita el riego sanguíneo y tiene efectos tranquilizantes (véase el apartado del *Vinagre de romero* y del *Vinagre de tomillo*).

Qué más se puede hacer

Quien se muestre hiperactivo durante todo el día, debería confiar en las diferentes técnicas de relajación como el qi-gong, el yoga o los ejercicios de meditación, además de organizar su trabajo de forma menos estresante. Una alimentación equilibrada y hacer ejercicio son de gran ayuda para la reparación del sistema nervioso.

Dolor de oídos

La inflamación dolorosa del canal auditivo está motivada por la frecuente penetración de agua o de bacterias en el oído. El vinagre de manzana es un método usado desde la antigüedad por su carácter antiséptico.

No siempre es el agua el causante de este mal; si, al limpiarse los oídos observa que extrae mucho cerumen es probable que tenga un tapón y que, una vez extraído, el dolor desaparezca. Es este mismo dolor el que puede dar lugar a inflamaciones en el oído medio (sinusitis), que requieren tratamiento médico.

Tratamiento con vinagre de manzana

● Quien padezca de forma habitual dolor de oídos debería limpiarlos con agua y vinagre de manzana a partes iguales y después secarlos a conciencia.

● Se puede aplicar en la zona afectada, con sumo cuidado y varias veces al día, agua y vinagre de manzana. Para ello, se calienta la mezcla en proporción equitativa en una tetera o una cafetera, y, con un embudo, se vierte la infusión en el oído siempre con muchísimo cuidado para no quemarse.

● Otra receta casera recomienda ladear la cabeza de modo que quede el oído dolorido hacia arriba. Se vierte entonces el vinagre de manzana en el oído para que pueda recorrer todo el canal auditivo. Después se inclina la cabeza hacia el lado contrario para que salga el vinagre. Si se trata de un tapón, se repite la misma operación dos veces al día durante varios días. Después se introduce la mencionada mezcla en una lavativa y se procura extraer el tapón con un débil chorro. Este enema no debe nunca introducirse en el oído.

Efectos: Acción antiséptica, calma el dolor y disuelve los tapones de cera.

Un método probado

El vinagre de rábano picante es un remedio muy eficaz contra diferentes males localizados en la cabeza, encías y otras zonas del cuerpo. Para su aplicación, se frota en la parte afectada tanto tiempo como sea posible.

Llene un frasco que se pueda cerrar con medio litro de vinagre de manzana y añada medio kilo de ralladura de rábano picante. Se remueve, se cierra el frasco y se deja reposar durante dos semanas. Transcurridas éstas, se cuelan los restos y se vierte el vinagre en botellas.

Qué más se puede hacer

Tras nadar, bañarse, ducharse o lavarse la cabeza, se deben secar las orejas a conciencia para así eliminar el riesgo de tener bacterias y hongos.

Congestión nasal y resfriado

La medicina tradicional aporta también su receta para esta enfermedad tan usual, de la que sólo podemos conocer sus síntomas y tratarlos para hacerlos más llevaderos.

Tratamiento con vinagre de manzana

- Un método muy efectivo contra la nariz tapada y la sinusitis son los vahos de vinagre de manzana, para lo cual se debe realizar el mismo proceso que el reflejado anteriormente en el capítulo sobre la tos.
- A quien estando resfriado se le enrojezca la nariz se le aconseja el siguiente remedio casero: diluya de tres a cuatro cucharadas de vinagre de manzana en un cuarto de litro de agua. Empape en ésta un algodón y póngaselo cinco minutos bajo la nariz.
- Si después de los vahos la nariz continúa tapada, espere unos treinta minutos antes de repetir el proceso. En esta ocasión se puede aumentar la cantidad de ácido (dos partes de vinagre por una de agua).

Efectos: Elimina gérmenes y reduce la inflamación.

Qué más se puede hacer

Inhale preparados con vinagre de manzana. Desde tiempo inmemorial se sabe que las soluciones salinas son muy adecuadas para el resfriado. Para ello se vierte media cucharadita de té con sal en un vaso de agua y se intenta inhalarla.

129

Sudoración profunda

Una copiosa sudoración puede estar causada por una enfermedad, por estrés, por males debidos al cambio de tiempo o por una conjunción de todos ellos. En circunstancias de fuertes presiones psíquicas, la propia mente busca una válvula de escape. Intente minimizar sus problemas internos. Si este efecto está motivado por una mala alimentación, por un abuso de medicamentos o de tabaco, se recomienda seguir la cura de desintoxicación de siete días con vinagre de manzana. Para un tratamiento de urgencia es muy recomendable hacerse un masaje con vinagre de manzana. Si la sudoración se repite por la noche debe comprobarse que no se trate de una grave enfermedad orgánica, en cuyo caso es imprescindible consultar al médico.

Tratamiento con vinagre de manzana

● Frótese todo el cuerpo con vinagre de manzana siguiendo las mismas instrucciones indicadas en el apartado sobre el picor.

Efectos: Actúa como desodorante, regenerador de la piel y nivelador del pH; es refrescante, tonificador y desintoxicador. (Véase más adelante el apartado sobre el *Vinagre de salvia*).

Qué más se puede hacer

Efectuar un masaje por todo el cuerpo con vinagre de manzana antes de ir a dormir previene la posible extrasudoración. Tenga en cuenta que si este masaje, por repetitivo que sea, no funciona, es necesaria una consulta con el médico, presumiblemente un especialista del sistema respiratorio.

Quemaduras solares

Estas quemaduras no sólo aparecen por haber tomado mucho el sol, sino que también pueden producirse en la sombra haciendo actividades como jugar a pelota, nadar o caminar por el monte. Cuando la piel recibe demasiados rayos UVA empieza a enrojecer, a tensarse y a pica; son los primeros síntomas de una quemadura de este tipo. Es necesario huir del sol tapándose o vistiéndose para poder así evitar una quemadura más grave, que pueda incluso ocasionar cáncer de piel. Se debe usar un aceite solar de alta protección, incluso para los niños, y tanto antes como después del baño, ya que con éste desaparece toda protección anterior.

Tratamiento con vinagre de manzana

- Aplíquese sobre la superficie quemada una mezcla de vinagre de manzana y suero lácteo.
- Llene un vaporizador con vinagre de manzana y rocíeselo de vez en cuando en la superficie quemada.
- Es también agradable darse un baño con agua tibia y dos tazas de vinagre de manzana.

Efectos: Alivia el dolor, refresca y ayuda a una rápida recuperación.

Qué más se puede hacer

Tanto el zumo de limón como el queso fresco son de gran ayuda para la regeneración de la piel. Si las quemaduras son de importancia remítase usted al capítulo anterior sobre el mismo tema.

Nota: Mezclar y remover dos partes de aceite de oliva con una de vinagre de manzana; su aplicación ayuda levemente a la piel dándole cierta protección solar. Por otra parte, recuerde que nunca se debe permanecer mucho tiempo bajo el sol, aunque sea con cremas.

Impurezas de la piel

Las impurezas de la piel o el acné son típicas de la juventud y se deben al cambio hormonal de la pubertad. Sus efectos antiestéticos representan la mayoría de las veces una considerable preocupación que a menudo lleva a hacer pruebas infructuosas contra las espinillas.

Tratamiento con vinagre de manzana

● Haga vahos de vinagre de manzana para el cutis una o dos veces por semana. Tendrá el mismo efecto que si se inhalase, pero aquí se trata de vaporizarlo (ver páginas anteriores). En una taza de agua ponga dos cucharillas de té con vinagre de manzana y después aplíquesela en los poros.

Efectos: Purifica los poros, desinfecta y calma la piel.

Qué más se puede hacer

Dése ligeros toquecitos, con cuidado y cuantas veces desee, en las espinillas con vinagre de manzana.

Torceduras

Para las torceduras lo más adecuado son las compresas con vinagre de manzana. Pero antes es importante consultar con el médico para conocer el alcance real de la lesión. Los desgarros en los tendones o las roturas de huesos tienen síntomas similares y necesitan un tratamiento ortopédico.

Tratamiento con vinagre de manzana

● Empape un paño con vinagre de manzana y sal yodada. Vende la torcedura y cambie la compresa cada vez que se seque.

> *Efectos*: Es antiséptico, astringente y alivia el dolor (ver el apartado sobre el *Vinagre de caléndula*).

Qué más se puede hacer

Se pone un paño en arcilla acética, se escurre y se deposita sobre la herida. Una vez seco, se repite el proceso. Este tipo de arcilla se encuentra fácilmente en tiendas de dietética.

Callos y verrugas

Las verrugas en jóvenes y niños son de origen vírico. No se sabe hasta qué punto es efectivo el vinagre de manzana, pero es cierto que muchos virus y bacterias no sobreviven al ácido acético. Las verrugas que aparecen entre los 45-50 años son algo distinto; pueden desaparecer con un tratamiento intensivo a base de ácido acético y suero lácteo. Es imprescindible proteger la piel que las rodea con vaselina o grasa láctea.

Tratamiento con vinagre de manzana

- Remoje la zona de la verruga con agua jabonosa de cinco a diez minutos, y después séquela con cuidado.
- Empape una compresa con vinagre puro de manzana y póngala sobre la verruga y una vez seca repita el proceso. Se puede sujetar con un esparadrapo y dejarla toda la noche, pero antes rodéela con vaselina. Recuerde que este tratamiento dura mucho tiempo.
- Según otra receta, se deben mezclar cuatro cucharadas de vinagre de manzana con una de sal en un tarro con cierre de rosca. Tápelo y agítelo para verter el resultado en gotas sobre la verruga. La sal facilita la acción del ácido acético.

Efectos: Es un reblandecedor y disgregador.

Qué más se puede hacer

Lo dicho hasta ahora sirve también para los callos, pero en este caso es muy importante llevar zapatos cómodos que eviten el roce y la presión continua sobre los dedos afectados, ya que ello favorece su reproducción.

Cuidado de las heridas

Aparte de los niños que de forma cotidiana son propensos a sufrir heridas, las personas mayores se preguntan con frecuencia si sus lesiones no encierran un problema psicológico. No pocas veces detrás de una herida hay un tipo de autocastigo y surge la pregunta: ¿para qué me he castigado? Con todo, siempre puede recurrir al vinagre de manzana, que actuará provocando algo de escozor, al igual que los demás desinfectantes. Si es importante, por la gran pérdida de sangre o porque la herida es muy profunda, se debe acudir al médico.

Tratamiento con vinagre de manzana

- Después de lavar la herida, se seca delicadamente con un paño limpio, por ejemplo con una gasa esterilizada mojada con vinagre de manzana diluido en agua.
- Los cortes o arañazos se curarán más rápidamente si limpiamos la herida directamente con vinagre de manzana puro o diluido.
- Se recomienda también beber regularmente la mezcla de vinagre de manzana para acelerar la curación.

Efectos: Desinfecta, mejora la coagulación y activa el proceso de curación (ver los apartados dedicados al *Vinagre de caléndula, de cola de caballo* y *de aquilea*).

Qué más se puede hacer

Para prevenir la infección se deben echar regularmente de dos a tres cucharadas de vinagre de manzana en el agua con que se limpia la herida.

Dientes y encías

La presencia de bacterias en la superficie dental, la denominada placa bacteriana, es la causa de la mayoría de las enfermedades dentales y de las encías. Estas bacterias liberan sustancias dañinas que provocan enfermedades como la gingivitis, la caries o la parodontosis.

El vinagre lucha contra estas bacterias y puede ser muy efectivo en toda la cavidad bucal. De todas maneras hay un problema: por una parte el ácido acético combate con éxito tales bacterias y activa la producción de mucosidades, lo que ayuda a eliminar gérmenes y aporta sustancias alimenticias; por otra, su consumo excesivo daña los dientes, ya que el calcio combinado con los fosfatos ataca el esmalte dental.

La experta en vinagres Emily Thaker aconseja beber la mezcla de agua y vinagre con una paja para así evitar el contacto directo con los ácidos. Naturalmente, es muy sano beber la bebida del vinagre de manzana porque limpia los dientes.

Tratamiento con vinagre de manzana

● Para la higiene bucal es conveniente enjuagarse la boca con un vaso de agua caliente con una cucharadita de té con vinagre de manzana, y después lavarse los dientes para embellecer el esmalte dental.

Efectos: Es un desinfectante, actúa contra las bacterias, es desodorante (ver también al respecto los apartados referentes al *Vinagre* de *salvia* y *de cola de caballo*).

Qué más se puede hacer

De todos los ácidos el más perjudicial es el ácido láctico, un ácido que nada tiene que ver con la leche, sino con las bacterias que se originan con el metabolismo del azúcar. Por eso, cuanto menos azúcar se consuma, mejor. Después de lavarse los dientes por la noche no debe quedar rastro alguno de fruta, zumo o vinagre de manzana.

Aliviaremos el dolor dental y de encías enjuagándonos la boca con un poco de vinagre de caléndula.

Nota: A medida que crecemos, se reduce la cantidad de mucosa dental; sin embargo, ésta se acentúa si tomamos medicamentos, sean antihistamínicos (para las alergias), psicofármacos, medicinas para bajar la presión sanguínea u oncológicos; en conjunto, unos cuatrocientos medicamentos conocidos. Estas personas deberían tomar regularmente vinagre de manzana para contrarrestar los efectos.

EL VINAGRE DE MANZANA Y LAS PLANTAS MEDICINALES

Hace siglos se empezó a combinar el poder curativo del vinagre de manzana con el de otras flores, hierbas y especias. Las plantas medicinales, también conocidas como plantas aromáticas, deben permanecer un período de dos a tres semanas en remojo con un buen vinagre, al que enriquecerán cediéndole sus propiedades. Normalmente, la proporción es de dos ramilletes de plantas por cada medio litro de vinagre de manzana. Escoger la planta va a gusto del consumidor; todas ellas se pueden encontrar en herbolarios o tiendas de dietética. Los asiduos a su uso las pueden recolectar incluso en el monte.

Preparación y uso

Si usted mismo desea probar uno de los siguientes tipos de vinagre de plantas curativas, vierta de una a dos cucharaditas de té en un vaso de agua y bébalo a sorbos o haga gárgaras con él.

Si quiere hacerse unos vahos se recomienda una proporción equitativa (1:1), y si prefiere darse un baño ponga una o dos tazas del vinagre escogido en el agua. En lo referente al masaje corporal, se deben mezclar dos cucharadas de vinagre en un cuarto de litro de agua tibia y masajear siempre en dirección al corazón, no se olvide de las plantas de los pies, donde confluyen muchas terminaciones nerviosas. Por último, recuerde que no debe secarse hasta que el agua haya penetrado completamente en la piel.

Los vinagres de plantas curativas y sus efectos

La gran variedad de plantas medicinales que pueden combinarse con el vinagre de manzana es tan inmensa, que le permitirá crear una farmacia personalizada para todas las necesidades de su familia. ¡Hay una planta adecuada para cualquier tipo de mal!

Vinagre de eucalipto

Añadiendo hojas de eucalipto al vinagre de manzana se enriquece su valor curativo en los vahos. Su inhalación ayuda contra la bronquitis, la tos, problemas respiratorios, congestión nasal y otros síntomas del resfriado. El aceite o el té de esta planta son de por sí activos contra estas enfermedades o dolencias, y se pueden encontrar como componentes en muchos preparados.

Vinagre de fárfara

Este preparado se elabora a partir de las hojas de esta planta. Se trata de un método muy antiguo usado contra la tos. Su inhalación mejora la tos persistente, la bronquitis crónica y las flemas, y favorece la creación de mucosidad. Exteriormente se aplica en heridas, cortes, irritaciones, excoriaciones y erupciones cutáneas.

Vinagre de lavanda

El vinagre extraído de la flor de esta planta tiene extraordinarios efectos tranquilizantes. Esta planta estimula también la bilis y presenta efectos diuréticos. Si vierte de una a dos tazas de vinagre de lavanda en el agua de su baño nocturno, se masajea todo el cuerpo con él diluido o se echa dos gotas en las sienes, le aliviará el dolor de cabeza. Contra el dolor en las articulaciones es mejor aplicar sobre la zona afectada una compresa humedecida en vinagre de lavanda durante toda la noche.

Vinagre de diente de león

Para elaborar este vinagre se debe macerar en vinagre de manzana durante catorce días la planta y su raíz cortada a trocitos. La medicina tradicional atribuye al diente de león un fuerte poder curativo en general. En su aplicación exterior tensa el tejido conjuntivo y favorece el riego sanguíneo.

En su aplicación interna actúa como drenante y favorece la excreción en órganos como los riñones, el hígado y el páncreas. Este vinagre es apropiado para tomar en la cura de desintoxicación de siete días. Los resultados empiezan a ser visibles al cabo de seis u ocho semanas. En el mundo culinario se pueden hacer ensaladas con gustosas hojas tiernas de diente de león.

Vinagre de cariofilada

Se elabora el vinagre una vez se hayan cortado sus raíces secas en pequeños trozos. En su aplicación interna se usa contra las indigestiones e infecciones intestinales. Externamente se usa como cataplasma contra las hemorroides y en las heridas abiertas en las piernas. También es aconsejable hacer gárgaras con este vinagre para tratar la gingivitis.

Vinagre de menta verde

Su elaboración se basa en las hojas de esta planta, que mezcladas con una o dos cucharaditas de té con vinagre de manzana sirven contra las infecciones estomacales e intestinales y contra las náuseas. Su aceite tiene un efecto antiespasmódico y actúa contra los flatos. Aplicado sobre la piel, el mentol refresca, alivia el dolor y desinfecta. Su gusto es mejorable añadiendo una cucharadita de té con miel, hasta el punto de poder tomarse como bebida veraniega muy refrescante.

Vinagre de caléndula

Las flores de esta planta deben permanecer catorce días sumergidas en vinagre de manzana. Este vinagre se aplica exteriormente en heridas, torceduras, luxaciones, dolor en las articulaciones y tirones musculares. Poner una compresa empapada en este vinagre favorece una rápida curación de los abscesos. Tomar unas gotas alivia el dolor dental y actúa contra la gingivitis.

Vinagre de romero

Se fabrica a partir de las hojas de esta planta. Este vinagre es un eficaz revitalizador del sistema nervioso y el sistema circulatorio, reforzándolos contra la debilidad y los mareos que ocasionan la baja tensión arterial. Frotándose todo el cuerpo con este vinagre diluido en agua se estimula el riego sanguíneo y, en el agua del baño vivifica tanto que es mejor no tomarlo por las noches.

Este vinagre es también adecuado para aliñar platos de carne, sobre todo cordero, acercándonos al aire de la cocina mediterránea.

Vinagre de salvia

Para su elaboración se maceran las hojas de esta planta en vinagre de manzana. Si se hacen gárgaras con él se acelera la curación de la gingivitis; si se hacen masajes, se reduce el exceso de sudoración, y si se inhala se alivia la tos irritante.

En el mundo culinario se usa como aliño para sopas y salsas, así como para platos veraniegos de verdura.

Vinagre de cola de caballo

Esta hierba se cultiva en plantaciones agrícolas. Aplicado externamente sirve como desinfectante de pequeñas heridas y excoriaciones. En su uso interno sirve como drenante y como purificador de la sangre. En caso de que se inhale actuará contra la tos crónica y las molestias bronquiales y pulmonares. Tomado en el baño estimula el metabolismo de la piel y el riego sanguíneo, además de calmar el reuma. Al hacer gárgaras con este vinagre, se logra una rápida recuperación de la gingivitis.

Vinagre de aquilea

Para su elaboración se emplea toda la planta (sin raíces) y se macera en vinagre de manzana. Esta planta, también llamada milenrama, favorece la función renal, por lo que es adecuada en las curas para la purificación de la sangre y de desintoxicación. Estimula el apetito y es efectiva contra las infecciones estomacales, intestinales y de la vesícula. En su aplicación externa sirve para desinfectar heridas y, al tomar un baño con una o dos tazas de este vinagre en el agua, se mitigan los dolores de la menstruación.

Se debe advertir que algunas personas presentan reacciones alérgicas, como por ejemplo erupciones cutáneas; si es éste el caso, no dude en abandonar su uso.

Vinagre de tomillo

Al igual que en el anterior, para su elaboración se necesita macerar toda la planta, sin raíces, en vinagre de manzana. El tomillo es muy conocido por su efecto antiespasmódico y desinfectante. Su inhalación diluida suaviza la bronquitis, el asma y la tos. Gracias a sus taninos es adecuado contra la diarrea y como antiespasmódico contra las flatulencias; además, sus sustancias magnésicas favorecen el apetito. Si se hacen gárgaras con él diluido en agua, previene contra las infecciones de las encías y de la garganta. Para combatir los hongos y las enfermedades dermatológicas, vierta una o dos tazas de este vinagre en el agua del baño. Además, tiene un efecto relajante.

En el mundo culinario se puede echar un chorrito de este vinagre en los platos de verdura, los *zucchini*, las berenjenas, los potajes de carne como el *boeuf bourgignon* o el plato griego llamado *stifado*, además de en aquellos platos aliñados con las llamadas *herbes de Provence.*

Vinagre de ajenjo

Este vinagre aprovecha las principales propiedades internas de esta planta. En su uso interno es perfecto contra los dolores de estómago, las flatulencias, la sensación de saciedad, la inapetencia y la debilidad intestinal. Se toma de una a dos cucharaditas en un vaso de agua, una dosificación escasa y no peligrosa pero que no se aconseja a las embarazadas, ya que incluso en tiempos remotos se usaba para provocar el parto. Los masajes exteriores con este vinagre logran un efecto ahuyentador de los mosquitos durante cierto tiempo.

EL VINAGRE DE MANZANA EN EL CUIDADO DE LOS ANIMALES

La medicina tradicional se rige según el principio básico de la observación de la naturaleza y su aplicación a todo ser viviente.

Tanto en la ganadería como en la veterinaria el vinagre de manzana ha tenido hasta hoy un frecuente uso terapéutico incluso para los animales domésticos. En el *Das praktische Lexikon der Naturheilkunde* se puede leer respecto al vinagre de manzana: «Es un aditivo para la bebida humana y animal que favorece los tejidos, es saludable, ayuda contra el exceso de peso y protege los líquidos corporales».

Al especialista en vinagre de manzana Cyrill Scott se le preguntó reiteradas veces si los efectos de este vinagre no eran más que ilusiones y él respondía: «Si en verdad fuesen sólo ilusiones, ¿cómo podría tener efecto sobre los animales?».

Eficacia probada

El doctor Jarvis probó y comprobó con éxito los efectos del vinagre de manzana en los animales. Este científico «ha estudiado los sistemas y los métodos de la medicina tradicional en los animales, para después traspasar esos conocimientos a la medicina humana».

Observó, por ejemplo, que los partos de las vacas eran más rápidos y menos complicados cuando en su comida se vertía regularmente y durante mucho tiempo, dos veces al día, un quinto de litro de este vinagre. Las terneras recién nacidas tenían un buen tamaño y se podían sostener sobre sus débiles patas a los pocos minutos de nacer, además de aplacar su sed inmediatamente; todo lo hacían más rápido que las demás. Por otra parte, también tenían un pelaje denso y brillante.

Para los toros asténicos

Para la falta de apetito sexual de los toros, se añadía dos veces al día durante unos meses vinagre de manzana en su comida. La toma regular de sustancias minerales estimula las ganas de procrear y procura a la descendencia una constitución fuerte y unos nervios notables.

El médico austríaco F. X. Mayr (1875-1964), un contemporáneo de Jarvis, vio en su juventud cómo los ganaderos experimentados daban purgantes a los toros y vacas sin ganas de procrear. Hoy en día el vinagre de manzana no es ya ningún purgante, pero se sabe que sus ácidos pueden neutralizar los restos que quedan en el intestino y pueden regular una difícil digestión, algo positivo para el instinto procreador.

Su efecto sobre los bóvidos

Se sabe que las vacas buscan instintivamente los ácidos que puede proporcionarles la naturaleza; por ello buscan hierbas y plantas de este tipo para comer. Si ponemos un cubo lleno de vinagre de manzana seguro que instintivamente alguna vaca se dirige a él para beberlo.

Jarvis confirmó esta tendencia y observó que poniendo vinagre de manzana en el agua, los animales llegaban no sólo a comer la hierba salpicada sino que también lamían la tierra sobre la que habían caído algunas gotas. Después de esta experiencia la medicina tradicional apostó por su uso en la nutrición del ganado.

Contra la falta de potasio y los parásitos

Los ojos llorosos, la nariz húmeda y la tos pueden ser señales de que la vaca padece falta de potasio, lo cual es perfectamente curable con vinagre de manzana. Estos síntomas significan que en el cuerpo del animal hay exceso de líquidos. El potasio tiene la particularidad de poder eliminar ese exceso, actuando sobre los riñones. Con la toma diaria de un decilitro de vinagre de manzana en su comida, cada día y durante mucho tiempo se puede conseguir una estabilización de esas funciones.

El doctor Jarvis analizó durante largos años los efectos del vinagre de manzana en las vacas (1 decilitro diario) de los grandes rebaños y llegó a las siguientes conclusiones:

- Con la aportación diaria de vinagre de manzana las vacas resistían más a los virus, bacterias, hongos y otros microorganismos patógenos.
- Sufrían menos las picaduras de insectos, así como la presencia de piojos y parásitos.
- Cuanto más ácidas fuesen las hojas que comieran las vacas, más saludables estaban. Un efecto similar se produce si les damos vinagre de manzana dos veces al día. Las vacas estaban menos enfermas, apenas padecían inflamaciones en sus ubres, estreñimiento o diarrea, y muy excepcionalmente tenían abortos espontáneos o partos difíciles.

Animales sanos en casa y en el establo

- Cuando los caballos o las terneras muerdan las paredes de madera o el cercado, es síntoma de que les faltan sustancias minerales, principalmente potasio. Si se les da regularmente vinagre de manzana en su bebida se recuperarán enseguida.
- Si se aporta regularmente vinagre de manzana en la bebida del ganado avícola, las aves crecen más, son

---

más resistentes a las enfermedades y desarrollan un plumaje magnífico. Los animales tienen más carne, y en consecuencia menos grasa. Además, no hay ningún problema con la procreación.

- Con el vinagre de manzana también se previenen los síntomas carenciales de las cabras.
- Las pieles de animales como el conejo, la liebre, el hámster, el gato o las cobayas aumentan su brillo y atractivo, si consumen regularmente vinagre de manzana.

Nota: Déle a su gato a menudo una cucharilla con vinagre de manzana en su comida, para que su pelaje brille y se mantenga sano.

Vinagre de manzana para todos los animales domésticos

El americano Paul C. Bragg afirmó que el vinagre de manzana «actúa como un hechizo» en las vacas enfermas; «parece ejercer un poder mágico que devuelve a las vacas su salud».

Administrando cierta cantidad de vinagre de manzana se combaten las enfermedades del aparato digestivo, a menudo causadas por el pienso utilizado en las granjas.

- Las vacas con problemas digestivos como diarrea o estreñimiento deben beber agua con 150 mililitros de vinagre de manzana cada día, hasta que desaparezcan los síntomas. La cantidad de agua debe ser considerable.
- Para las cabras con problemas intestinales se deben mezclar dos cucharadas de vinagre de manzana con la misma cantidad de agua, y dárselo cada día con la comida.
- Los perros han de recibir de una a dos cucharadas de vinagre de manzana en su agua, hasta que superen su enfermedad. La mayoría se acostumbran rápidamente a esta bebida ácida y la beben con verdadero placer. Si están sanos, déles una cucharada al día para mantenerlos alegres y en forma.

- A los gatos y a los demás animales domésticos de pequeño tamaño es suficiente con suministrarles una cucharadita con vinagre de manzana.

Nota: El experto francés en vinagres Parmentier recomendaba a los poseedores de un acuario que vertieran un poco de vinagre en el agua. Tras este consejo se esconde más un interés de gourmet que no un interés por el bienestar de los peces: intentaba que éstos no tuviesen un marcado sabor a lodo.

Una cura de vinagre para los animales falderos y los de caza

Las mejores experiencias con el vinagre de manzana corren a cargo de los criadores de perros. Cuando las perras no tienen ningún interés en la procreación, al darles una cucharada de vinagre de manzana en su comida se obtiene el resultado esperado. Los cachorros son más fuertes, vivos y resisten las enfermedades.

La desgana en la procreación viene, según la medicina tradicional, por la falta de sustancias minerales que se recuperan con la toma regular y natural del vinagre de manzana, con la ventaja añadida de no tener efectos secundarios.

Un criador de perros de caza se dio cuenta de que la rapidez y resistencia de sus perros dejaba mucho que desear, y por ello los sometió a una cura de vinagre de manzana. Cada día de caza tomaban una cucharada en la comida o en la bebida –a veces salían dos veces al día–. Tres años después el criador obtuvo estos resultados:

- Los perros tenían mayor resistencia y, en consecuencia, estaban mucho más capacitados.
- No jadeaban tanto durante la caza.
- Tenían hambre y no eran tan exigentes con la comida.

El vinagre de manzana y la belleza

Desde la antigüedad, el vinagre es, junto con la miel, la leche, los extractos de plantas y el salvado, uno los métodos de belleza más conocidos. Ya los antiguos egipcios fabricaban pasta dentífrica con vinagre de vino mezclado con piedra pómez. Nofret, apodada *la Bella*, esposa del faraón Amenofis IV (siglo XVIII a.C.), se hacía una mascarilla facial mezclando miel, leche, salvado y vinagre. La célebre faraona Cleopatra VII (69-30 a.C.) no sólo se bañaba en leche de burra, sino que además, de vez en cuando, se bañaba en vinagre. A inicios del siglo XVI d.C. Lucrecia Borgia (1480-1519) recomendaba a las damas de su corte bañarse en vinagre.

Ayuda para la cosmética

Mucha gente ha tenido malas experiencias con cosméticos preparados con productos químicos; a pesar de su elevado precio, han sufrido alergias y no han podido seguir aplicándoselos. La nueva conciencia medioambiental y la renacida preocupación por aquellos animales sacrificados para su confección han dado lugar a nuevas e interesantes vías para la industria cosmética.

Entre ellas, la del uso del vinagre de manzana, cuyos salutíferos efectos son tan sabidos que no necesitan mayor demostración. Se trata de un producto sin efectos secundarios y muy asequible. Un vinagre casero no tiene alcohol resecante ni sustancias conservantes sospechosas que puedan introducirse en el organismo por la piel. Todos los cosméticos con vinagre de manzana son naturales y carentes de todo riesgo. Puede usarlos como productos de belleza junto con otros, a poder ser biológicos, de gran calidad pero siempre con cuidado.

La alternativa más suave

El vinagre de manzana usado como cosmético tiene un efecto refrescante, protector y desinfectante. Sus propiedades son tantas que es mejor usarlo para creerlo. ¡Hágalo! Pruebe una vez lo que ya antes de nuestra era usaban numerosas personas y representa para el futuro una seria alternativa a los productos cosméticos de elevado coste económico, medioambiental y propagandístico.

La belleza viene del interior

Uno nunca llegará a convencerse del todo: la belleza en todos sus sentidos viene del interior y en gran medida como resultado del estado de nuestros órganos internos. Nuestra apariencia externa, nuestro carisma, el estado de nuestra piel, cabello y uñas, nuestra conducta y la luminosidad de nuestros ojos dependen principalmente de nuestro metabolismo.

Si se toman pocas vitaminas y sustancias minerales se tiene una piel fofa y mortecina, unas uñas y un cabello quebradizos y la vista cansada. Una flora intestinal deteriorada puede dar lugar a tener sustancias de putrefacción en el aparato circulatorio y favorecer la aparición de eccemas, granos, espinillas, palidez, pliegues, rojeces y otras alteraciones en la piel.

Es necesario estar bien aconsejado al respecto. Para mayor prevención es recomendable tomar a diario, y mejor por las mañanas, la mezcla de vinagre de manzana, agua y miel. Con esta mezcla se regula el metabolismo, obtenemos sustancias vitales y nos prevenimos contra cualquier malestar gástrico. De esta bebida se aprovecha todo el organismo, que gana frescura y luminosidad tanto en el interior como en nuestra mirada.

Mantener limpia la piel

Nuestra piel está recubierta por una película protectora, el llamado manto ácido, compuesta por secreciones y emanaciones de las glándulas sudoríparas. Su función es la de protegernos de los gérmenes patógenos. Este manto ácido, como su propio nombre indica, produce una reacción débilmente ácida (pH 5,5) en la que, como ya sabemos, no pueden sobrevivir la mayoría de bacterias. Lavarse a menudo con jabón o sustancias similares puede dañarlo, ya que éstos favorecen una reacción alcalina neutralizadora del ácido; por otra parte, también puede ocasionar daños a las grasas de la piel y a la película protectora del sudor en la superficie cutánea. La piel se secaría, agrietaría y se haría áspera, lo que facilitaría la entrada de bacterias y microorganismos.

Regenerar el manto ácido

Para evitar lo anterior se deben usar sustancias no alcalinas y, en caso de tener que utilizar jabón, usar después agua caliente o, mejor aún, hacerse un masaje con vinagre de manzana diluido, ya que tiene un pH idéntico al de la piel sana. El masaje estabiliza y renueva el manto ácido y permite a la piel recuperar su nivel de acidez. Esto apoya su función protectora contra dañinas influencias externas. El masaje tensa la piel y reafirma el tejido conjuntivo.

Masaje con vinagre de manzana

Los cosméticos con vinagre de manzana deben aplicarse en el masaje de cada mañana, que elimina los restos de jabón, renueva la protección ácida, actúa como desodorante, estimula la circulación sanguínea y tensa y refresca la piel. Se debe poner en práctica tras la ducha, es decir, después de usar el jabón o sustancias jabonosas. Si no lo hace diariamente, debería hacerlo por lo menos una vez a la semana, tal y como lo recomienda el doctor Jarvis.

Se mezcla una cucharada de vinagre de manzana en un vaso de agua (caliente o fría, a su elección) y se vierte en la mano para empezar a masajear todo el cuerpo en círculos dirigidos al corazón, como en todos los masajes. No lo seque, pase de nuevo las manos hasta que la humedad haya penetrado. No tenga miedo de desprender un olor ácido, sólo durará unos minutos.

El baño embellecedor de Lucrecia Borgia

La receta que Lucrecia Borgia recomendaba para los baños embellecedores de cualquier tipo es muy fácil. Se echa un cuarto de litro de vinagre en el agua sin sustancias espumosas y durante el baño hay que masajearse la cara y el cuerpo. No se sabe que vinagre escogía, pero las experiencias positivas con vinagre de manzana, su aroma a fruta y su riqueza en sustancias lo convierten en un muy buen candidato. Los actuales métodos para el cuidado de la piel se elaboran con vitaminas A y E, que también aparecen en este vinagre.

Eliminar el picor con el baño

El picor en la cabeza y en el cuerpo puede aliviarse gracias a un baño embellecedor. Éste puede estar causado por un ataque al manto ácido, falta de riego sanguíneo, escoriación de la piel o una invasión bacteriológica u hongos, y se alivia tomando vinagre de manzana. Si se tiene la piel seca y picor, no es muy efectivo recurrir a cremas grasientas; es mejor utilizar algún aceite beneficioso como el de almendras, que mezclándolo con vinagre de manzana se puede aprovechar como loción.

Vinagres de belleza con hierbas

Se puede mezclar el vinagre de manzana con infinidad de hierbas curativas y así elaborar un producto especial para cada problema dermatológico. Los vinagres así conseguidos se podrán diluir en agua y utilizar en los masajes corporales y la limpieza del cutis. En el caso de que desee elaborar un aditivo al agua del baño, vierta dos cucharadas de este vinagre en la bañera; si únicamente se trata de bañar los brazos o los pies, con menos cantidad es suficiente.

Así se elabora un vinagre de belleza

Adquiera la planta seca que vaya a utilizar en herbolarios, farmacias o en tiendas de dietética. Su recolección y secado es una ciencia sólo al alcance de especialistas.

Ponga dos manojos de hojas, flores, plantas o raíces cortadas a pequeños trozos, según lo que necesite en un tarro de cristal o loza. Vierta medio litro de vinagre de manzana. Destape el recipiente y manténgalo a una temperatura de entre 18-20 °C. Remuévalo de vez en cuando para mezclar bien los ingredientes. Pasadas dos o tres semanas, saque los restos de las plantas utilizadas con un colador o con un trapo de cocina limpio, y vierta el vinagre de belleza que quede en una garrafa.

Nota: Se pueden combinar diversos tipos de plantas, según el estado de su piel.

Cuando se trata de una urgencia

Si usted necesita de inmediato un vinagre de belleza para usar como aditivo para el baño, para masaje o limpieza de cutis mezcle el vinagre con la misma cantidad de agua, añada las plantas y hiérvalo todo durante un cuarto de hora en una olla cerrada. Transcurrido este tiempo, sáquelo y déjelo enfriar antes de usarlo como tónico o para masaje.

Una planta, una solución

- El vinagre de eucalipto con hojas de mirto desinfecta y aclara la piel.
- Para el vinagre de alquimila se usa la planta sin la raíz. Su efecto limpiador hace que este vinagre sea adecuado contra la sequedad de la piel y sus impurezas.

- En la fabricación del vinagre de manzanilla se necesita macerar sus flores en vinagre. Se recomienda contra las inflamaciones e impurezas de la piel. Mezclando un cuarto de taza de este vinagre con un litro de agua se mejoran las irritaciones tanto anales como vaginales.

- Para elaborar el vinagre de flores de saúco se aprovechan tanto las hojas como las propias flores. Actúa sobre la piel seca, suavizándola y humedeciéndola. Se usa en los masajes corporales o como aditivo en el baño y contrarresta el olor corporal.

- El vinagre de lavanda extraído de las flores de esta planta tiene un efecto tranquilizante y está especialmente recomendado para sanear la piel con exceso de grasa. Tomando un baño de este vinagre diluido en agua se favorece el sueño y tiene un efecto tranquilizante.

- El vinagre de apio de monte se extrae de la propia planta y sus raíces; su efecto purifica y embellece, además de tener un efecto desodorante.

- El vinagre de flores de tila se elabora a partir de estas flores y de sus hojas. Calma y tonifica la piel tensa, estimula el riego sanguíneo y refresca la piel.

- El vinagre de laurel se extrae de sus hojas; tiene un efecto antiséptico y favorece el riego sanguíneo. Tonifica la piel y aclara la impura y grasa.

- El vinagre de melisa se elabora a partir de sus hojas; tiene un valor refrescante y regenerador de la piel, además de estimular el riego sanguíneo.

- Para la elaboración del vinagre de perejil se maceran sus hojas en vinagre de manzana. Su uso sirve para la limpieza de la piel grasa y actúa como depurador de los trastornos de pigmentación y de las pecas.

- El vinagre de rosas se fabrica a partir de estas flores; tiene poder vasoconstrictor. Este vinagre aclara y hace más tersas las pieles secas. Se recomienda su uso contra la arteriola de la cara.

- El vinagre de romero extraído de sus hojas tiene un poder astringente.

- El vinagre de hojas de salvia es adecuado como antiinflamatorio para la limpieza de la piel grasa e impura. Un baño con este vinagre es recomendable para personas con exceso de sudoración.

- El vinagre de tomillo se elabora a partir de sus hojas y presenta un efecto estimulante y desodorante. Mezclado con agua actúa contra la palidez de la cara, la mala irrigación sanguínea de la piel, y es un importante tonificador tomado en un baño.
- El vinagre de acedera se obtiene macerando esta planta en vinagre. Es de destacar su efecto purificador y desinfectante de la piel grasa e impura.
- El vinagre de violetas se elabora a partir de sus flores y se utiliza desde antiguo para calmar las irritaciones de la piel. Se aplica en comprensas humedecidas contra las impurezas, la tensión y las erupciones cutáneas, pero también se puede usar como aditivo en el baño o como loción facial.
- El vinagre de limón se fabrica exprimiendo uno de estos frutos en vinagre de manzana. Se puede utilizar de inmediato como purificador de la piel grasa, sin tener necesidad de esperar un tiempo de maceración.

Receta para poner en un frasquito de perfume

Este preparado es ideal para hacer un regalo:

Ponga en medio litro de vinagre dos manojos de hojas de menta y romero y otros dos de flores de lavanda y algo de canela. Se espera de dos a tres semanas y se filtra con un trapo de cocina limpio o un filtro de café. Después se llena un frasquito decorativo de pequeña abertura.

Sea ingenioso

Este apartado quiere dar ánimos para que usted cree su propio vinagre de belleza. Aparte de las mencionadas, existe todavía una gran cantidad de plantas que se pueden mezclar con vinagre de manzana y que pueden ser de ayuda para el cuerpo y la belleza. El efecto curativo de plantas o sus sustancias internas deberá comprobarse consultando un diccionario de plantas medicinales.

Cuidados naturales para el cutis

Un peeling para la purificación facial intensiva

La capa superior de la piel está compuesta por diminutas escamas que debido a la acción del viento, del sol o de sustancias limpiadoras, tardan poco en secarse y desprenderse, con lo que la capa inferior queda expuesta. Con un *peeling* facial esta escamación se acelera y así se favorece tener siempre una piel fresca y rosada. Es recomendable hacerse un ligero *peeling* facial con vinagre de manzana una vez por semana.

Después de éste se sanea el cutis a fondo con una leche limpiadora y mucha agua caliente. Se toma una toalla mojada en agua caliente, se escurre ligeramente y se pone encima de la cara presionando durante tres minutos. De esta manera se abren los poros y se sensibiliza la piel.

Se empapa un trapo de lino con medio litro de agua tibia y un cuarto de taza de vinagre de manzana, se escurre un poquito y se pone en la cara, cubriéndose de inmediato con una toalla de rizo. Quédese así durante cinco minutos y una vez sacadas las telas lávese la cara a fondo con agua caliente, frotándose fuerte mediante una toalla de rizo húmeda. Así se eliminan las escamas que se han desprendido por el vinagre de manzana y ya sólo queda refrescar la cara con un tónico o ponerse cremas.

Un tónico para la cara

Un tónico de fácil elaboración pero muy efectivo es el vinagre de manzana diluido en agua en proporción equitativa (1:1). Es mejor poner esta mezcla en botellas que se puedan cerrar y así disponer de él siempre que lo precise.

Empape un paño de algodón con esta loción y frótese la cara con él para así tener los poros muy abiertos y poder refrescarse con agua; si lo desea puede ponerse también un poco de vinagre de manzana en la mano y un poco de agua para lavarse la cara a fondo.

Una ducha refrescante para la cara

Llene un vaporizador con vinagre de manzana diluido en agua y vaporícese la cara cada mañana y cada noche, pero no la seque: déjesela secar por sí misma al aire fresco y luego aplíquese las cremas. Esto tensa la piel y la humedece.

Un baño de vapor limpiador del cutis

Tome un baño de vapor para el cutis preparado con un cuarto de taza de vinagre de manzana en un litro de agua hirviendo, al que se le pueden añadir hojas de menta, lavanda u otras plantas. Este baño tonifica el cutis y lo limpia profundamente además de ejercer un efecto beneficioso sobre los bronquios y los senos paranasales (ver en páginas anteriores el apartado sobre *La piel impura*). Después lávese la cara con agua fría para así cerrar de nuevo los poros.

Mascarilla facial para conseguir una piel tersa

Con esta mascarilla se tensa y refresca la piel. Para su elaboración se ha de batir una yema de huevo a punto de nieve y añadir una cucharadita de vinagre de manzana y dos cucharadas de aceite de cardo. Una vez removida esta mezcla, se tritura la pulpa de una papaya o un aguacate, se pone en una cuchara y se vierte en el interior. Finalmente, se remueve toda la mezcla. El resultado es una masa de efecto limpiador que se extiende por el cuello, la cara y el escote. Evite ponerlo sobre los ojos. Debe permanecer con ella unos treinta minutos y después sacársela con agua caliente y rociarse la cara con una loción. Una vez acabado este proceso, póngase las cremas limpiadoras.

Mascarilla de pepino para una piel con impurezas

Esta mascarilla es especialmente efectiva para la piel grasa y propensa a tener impurezas. Para su elaboración, pele un cuarto de pepino y mézclelo bien con una yema de huevo, tres cucharadas de aceite de oliva y una cucharadita de vinagre de manzana. Haga una pasta y extiéndala sobre su cara y cuello durante media hora. Pasado este tiempo, quítesela con agua tibia.

La mascarilla de ácido acético y acetato de alúmina

Esta mascarilla, idea para pieles grasas y propensas a tener impurezas, se extiende por el escote, los hombros y la espalda. No es tan adecuada en caso de tener una piel muy marcada por venillas, ya que el efecto de la arcilla sería contraproducente.

Caliente una cucharada de aceite de girasol y de cardo sin llegar a hervir. Viértala sobre una o dos cucharadas de acetato de alúmina (a la venta en farmacias y en tiendas de dietética). Extienda este aceite por las zonas citadas y manténgalo durante media hora antes de limpiarse con agua caliente.

Indicaciones para el cabello

- El picor en la cabeza puede significar que suele utilizar sustancias limpiadoras muy agresivas para el cuero cabelludo y el cabello. El vinagre de manzana es una solución adecuada si se vierten una o dos cucharaditas en un vaso de agua, se impregna un cepillo y se peina hasta que la solución se haya secado.

- Si presenta una escamación excesiva en el cuero cabelludo, caliente vinagre puro de manzana y extiéndaselo en la cabeza, que debe cubrir con un plástico y una toalla de rizo. Permanezca así durante una hora y luego lávese la cabeza con un champú suave.

- En caso de una importante pérdida de cabello, debe masajearse la cabeza cada noche con una solución de vinagre de manzana diluido en agua a partes iguales.

- Los cepillos y peines se limpian dejándolos de una a dos horas en medio litro de agua caliente con dos cucharillas de jabón blando y media taza de vinagre de manzana.

156

Lavarse la cabeza con vinagre de manzana

Al lavarse la cabeza con vinagre de manzana, se eliminan los restos de calcio y jabón del cabello; se revitaliza el cuero cabelludo y el pelo, que adquiere mayor ligereza y es más fácil de peinar; además previene la sequedad del cabello y le aporta brillo y plenitud. Esto es algo que ya sabían nuestros antepasados, quienes lo usaban para el cuidado de su entonces largo y denso cabello.

Existen dos posibilidades para este tipo de lavado; la diferencia reside en que el primero necesita un posterior aclarado, mientras que el segundo sirve precisamente para aclarar:

- Para eliminar del todo los restos de jabón en el cabello se deben mezclar dos o tres cucharadas de vinagre de manzana en una taza de agua caliente. Se vierte la mezcla sobre la cabeza y se espera unos minutos. Tras el aclarado, se eliminan los restos de jabón. Este proceso se debe hacer regularmente para poder prevenir la decoloración.

- Diluya un tercio de taza de vinagre de manzana en tres tazas de agua caliente y aclárese el cabello después de habérselo lavado normalmente; de este modo, no es necesario volver a aclararlo.

El aclarado según el tipo de cabello

- Un aclarado con vinagre de romero refuerza el tono oscuro del pelo y le da brillo.
- Para el cuidado y el aclarado del pelo rubio o claro, se utiliza desde hace mucho tiempo el vinagre de manzanilla.
- En caso de escamación y para el fortalecimiento del pelo, es conveniente usar vinagre de ortiga (extraído de la planta).
- El vinagre de perejil (que se extrae de sus hojas) da al pelo un brillo intenso.
- El vinagre de salvia (elaborado a partir de sus hojas) tiene un efecto fortalecedor.

157

- El vinagre de lampazo (fabricado con la planta finamente troceada) da brillo al cabello y lo hace más fácil de peinar.

Un fortalecedor del pelo a base de miel

Si alguna vez no encuentra ningún fortalecedor, puede conseguirlo con el siguiente método casero.

Mezcle un cuarto de litro de agua mineral con una cucharadita de vinagre de manzana; caliéntelo sin llegar a ebullición y añada una cucharadita de miel. Una vez se haya lavado la cabeza, aclárasela con esta mezcla y no se la enjuague. Según esta receta básica se puede cambiar el tono del pelo con ligeras variaciones, dándole un aire más juvenil y un color más claro.

- Si quiere dar a su pelo un tono más rubio, sustituya el agua por una infusión de flores de manzanilla a la que, una vez enfriada, se le añade miel y vinagre.
- Si se quiere adquirir un tono más rojizo, vierta una cucharada de henna en agua destilada, déjela hervir durante diez minutos y añada entonces la miel y el vinagre.
- Un pelo castaño oscuro tendrá un hermoso brillo si se sustituye el agua por té negro.

El cuidado de las manos

- Las manchas que, en la vejez, aparecen en las manos y la cara se vuelven más claras si por la noche, antes de acostarse, se hace un masaje con una mezcla de zumo de cebolla y vinagre de manzana en una proporción de 1:2.
- Las manos agrietadas recuperan la suavidad si después de lavárselas se aplica una crema protectora mezclada con vinagre de manzana en proporción equitativa 1:1.
- Las uñas no deben tener grasa si se quiere tener un esmalte duradero. Para ello se deben introducir los dedos en una solución de dos cucharaditas con vinagre de manzana y media taza de agua caliente durante sesenta minutos.

Nota: Si se vierten un par de gotas de vinagre de manzana en el agua para lavarse las manos, el jabón no resecará la piel.

Refrescante para los pies

- Después de una larga caminata, si le duelen y escuecen los pies, llene un recipiente con agua caliente hasta los tobillos y vierta una taza de vinagre de manzana. Deje reposar los pies unos cinco minutos.
- Un baño diario de pies con vinagre combate el mal olor; pero no debe secárselos: deje que lo haga el aire.
- Si siente pesadez en las piernas cúbraselas con un paño empapado con vinagre de manzana y recúbralo con una toalla de rizo. Repita el proceso cuando note que el paño empieza a secarse.
- Para eliminar los callos de los pies, es mejor sumergirlos primero en un litro de agua caliente con media taza de vinagre de manzana y una cucharada de sal. Este baño debe durar unos diez minutos y ha de facilitar el posterior raspado con piedra pómez. Este proceso tiene que efectuarse una vez por semana, hasta que los callos desaparezcan.

Cómo se elabora
el vinagre de manzana

Para elaborar vinagre de manzana, el primer paso es obtener el mosto a partir del prensado de las frutas. Una vez obtenido, se deben añadir ciertas sustancias que permitan la fermentación alcohólica.

EL MOSTO DE MANZANA

La palabra mosto viene de la expresión latina *vinum mustum*, es decir, vino joven. Así, se puede decir que el mosto de manzana es una suerte de vino de manzana sin una elaboración completa y que necesita aún de ciertos pasos para convertirse en vino. Lo que permite que de este mosto pueda originarse vinagre es que, a diferencia de los zumos dulces, éste tiene alcohol en su interior.

Se debe conservar el vino

Estos líquidos tienen el problema de tener una caducidad más corta que el vinagre de manzana, ya que en este estadio carecen del efecto conservante y desinfectante del ácido acético. El mosto de manzana, no obstante, presenta una cierta acidez, ya que tiene ácido acético en su composición. En la elaboración profesional del vino de manzana se añaden enzimas que reducen la formación de mucosidades regulares en el mosto, facilitando su filtración. Gracias a estas enzimas el mosto irá perdiendo su acidez y ganando en ácido cítrico, carbón, gelatina o bentonita, que lo embellece y limita todavía más su contenido en albúmina y su natural turbiedad. Estas y otras pérdidas convierten el vino de manzana en el vinagre que se puede encontrar en las estanterías de los vinateros.

Lo más bello no es lo más saludable

Para la elaboración natural del vinagre de manzana no es necesario seguir todo ese proceso. Al contrario: si el mosto tiene mucho azufre no será aprovechable, ya que en él no pueden vivir las bacterias del vinagre. Naturalmente, algunos vinateros se esfuerzan en hacer el producto más atractivo embelleciéndolo con un color transparente, con lo que sacrifican algunas de sus propiedades salutíferas perdiéndolas en favor de la obtención de ese color.

Todo lo que sigue sobre la elaboración del mosto se refiere sólo a aquel que es adecuado para la posterior conversión en vinagre.

Qué manzanas son las más adecuadas

La condición indispensable para la fermentación del mosto es que éste sea rico en alcohol, el cual hace fermentar las bacterias del vinagre y lo convierte en tal. Para la formación de alcohol en un zumo de fruta prensada se requieren dos sustancias: levadura y azúcar (glucosa, fructosa o sacarosa). Los blastomicetos de la primera son los que convierten el azúcar en alcohol, dióxido de carbono y agua. Se puede así concluir que el volumen de alcohol en el mosto depende directamente de la cantidad de azúcar de las manzanas seleccionadas si es que se desea seguir un proceso artesanal.

Sólo la fruta dulce y madura es la adecuada para un buen mosto, sobre todo fruta rica en sacarosa. La cosecha de manzanas para el mosto ha de ser en consecuencia tardía, pero antes de que la fruta empiece a pudrirse porque malograría el futuro mosto. Además del grado de maduración es también importante saber la clase de manzana para controlar la calidad y

162

el volumen de alcohol en el producto, ya que no todas las manzanas tienen la misma cantidad de azúcar.

Las distintas cantidades de azúcar en función del tipo de manzana

En la lista de niveles de azúcar expuesta a continuación se debe tener en cuenta que el resultado dependerá del año y de la región de cultivo. Las clases de manzana que no aparecen no es porque no sean adecuadas para la elaboración de mosto, pues todas lo son a condición de que sean dulces. Esta dulzura siempre se podrá controlar y aumentar por ejemplo si se mezcla la clase McIntoch con la clase Alcmena. También es muy importante el aroma, que podrá mejorarse añadiendo manzanas silvestres. Otras clases de manzana muy adecuadas para la fabricación del mosto son las llamadas manzanas de otoño o las que, con un tamaño no superior al de un albaricoque, tienen un gusto muy intenso.

Las mejores clases de manzana para la elaboración de un vinagre

Las clases de manzana que aquí aparecen son muy adecuadas para la elaboración de mosto y vinagre. Los números entre paréntesis son la media del nivel del azúcar de acuerdo con el refractómetro. Cuanto más alto sea, más dulce será la manzana:

- Boskop (13-14)
- Haurapfel (12-14)
- Mutsu (11-14)
- Granny Smith (11-14)
- Cox orange (12-14)
- Canada Rtte. (11-14)
- Huberscher Mostapfel (12-14)
- Bohnapfel (12-15)
- Golden Delicious (12-14)
- Gloster (12-15)
- Starking (12-14)
- Goldpermane (11-14)
- Passamaner (13-15)
- Winter affet (13-15)
- Damason Rtte. (13-16)

Fuente: Josef Bötsch, Leopold Stocker Verlag. Graz, 1995.

Sólo se usa la fruta sana

Fruta sana significa:

- Que las manzanas procedan de un cultivo biológico que garantice que el vinagre carece de elementos dañinos como las sustancias químicas empleadas en su crecimiento o como las propias de un entorno contaminado (metales pesados). Sólo así se conseguirá un vinagre de manzana puro y limpio, un elixir de salud.
- Se deben excluir aquellas manzanas con indicios de podredumbre, ya que su influencia puede resultar muy negativa en el proceso posterior. Es falsa la opinión generalizada que así lo afirma, puesto que su uso puede malograr todo el proceso en pocos días.
- Por último cabe señalar que se puede utilizar cualquier parte del fruto para zumo. Algunos productores usan para la elaboración de mosto y vinagre la piel, el corazón o el rabo. Naturalmente el producto final no tendrá tantas sustancias internas beneficiosas como el que está elaborado sólo a partir de la fruta propiamente dicha.

El contenido de nitrato muestra la dilución

Si el vinagre que vamos a elaborar va a ser de consumo diario, deberemos usar sólo la pulpa de la fruta. Si añadimos sustancias extra o si la materia no está bien escogida, el producto final será deficiente. Según indican los expertos diluir mosto en agua, por ejemplo, sin que sea realmente necesario, significa aumentar exageradamente el nivel de nitratos. El agua ya se cuenta entre las sustancias que aporta la fruta, por lo que este indicio permite sospechar que el producto ha sido diluido.

La elaboración del mosto

La gran importancia de la pulcritud en este proceso se aprecia una vez conseguido el resultado final. Las bacterias, los mohos o las mucosidades de la levadura se perciben en el zumo

164

cuando el proceso no se ha realizado de manera higiénica. Ésta empieza por las mismas manzanas, pero es también esencial en todos los aparatos, los recipientes y el laboratorio, sin olvidar la indumentaria y las manos.

El primer paso es lavar las manzanas a conciencia. En casa, donde se necesita poca cantidad de mosto y vinagre, se recomienda lavarlas pasándolas varias veces por agua y, si es preciso, cepillarlas. Si se utiliza una gran cantidad de manzanas se sumergen en varias ocasiones en una tinaja llena de agua y se tamizan muchas veces en un recipiente de plástico de malla gruesa. Esta agua se debe desechar y renovar dos o tres veces. Es muy importante limpiar la piel.

Los grandes productores disponen de un sistema de lavado automático que se ocupa de que las manzanas pierdan todo rastro de impurezas.

El proceso para hacer zumo

En casa resulta fácil hacer zumos con una exprimidora eléctrica. En tiempos no muy lejanos se calentaba la fruta a unos 80 °C en una especie de olla a presión antes de convertirlas en zumo. De esta manera se lograba su pasteurización con lo que se prolongaba su fecha de caducidad.

Este proceso es muy útil para la obtención del zumo pero poco relevante en la elaboración del mosto o el vinagre. Por otra parte, con la pasteurización se pierden algunas sustancias internas como enzimas y aromatizantes, y si ésta es demasiado intensa sus efectos sobre el zumo pueden ser fatales. Cabe citar dos aspectos: el zumo debe ser elaborado con rapidez para no ser expuesto a ninguna sustancia nociva, y nunca ha de entrar en contacto con material ferroso, porque puede influir en el color. Los ácidos de las frutas podrían adquirir partículas de hierro que, en combinación con los taninos, podrían afectar al mosto dándole un tono gris oscuro, casi negro.

La maceración

Pequeños agricultores y productores completan el proceso anterior con dos pasos más: la maceración y el prensado. En la primera, las manzanas se muelen en apartados especiales de centrifugado o raspado hasta convertirlas en puré. Estos molinos deben estar programados para que el corazón de la fruta quede intacto.

Esta maceración no se hace sólo para tener la pulpa triturada, sino también para activar la pectina, enzima de la propia fruta que licua aún más el zumo. Algunos industriales añaden además nuevas enzimas artificiales después de la maceración a fin de acelerar la licuación del zumo. Esto aumenta el riesgo de que se malogre.

El problema de la pectina

Por otra parte, esas enzimas añadidas disminuyen el valor de la pectina. Esta sustancia es similar a ciertos adherentes que unen las paredes celulares. Desde el punto de vista químico, la pectina pertenece al grupo de los polisacáridos, moléculas de hidratos de carbono de cadena larga. En lo que se refiere a la salud, es una poderosa sustancia fibrosa.

En los zumos de fruta o en el vinagre de manzana se puede encontrar una gran cantidad de pectina; eso enturbia la licuación, ya que actúa como ligazón de las células de la pulpa de la fruta. Si la pectina se destruye, se filtran los elementos enturbiantes y el líquido se vuelve más claro, reduciéndose su salubridad. La pectina es muy necesaria para nuestro organismo, pues regula nuestro nivel de colesterol y ayuda a la excreción de sustancias nocivas.

Los fabricantes sólo hacen caso de esto cuando el consumidor exige el uso de productos naturales. Los costos en concepto de conservación del mosto, del zumo y de la maceración son muy superiores, lo cual repercute en el precio final del producto.

El prensado

Después de la maceración viene el prensado, para el que se pueden seguir diversos sistemas. Los pequeños agricultores o pequeños industriales suelen usar para el mosto de manzana la prensa de husillo, con una capacidad de hasta doce litros. Se trata de una prensa en la que se presiona por medio de un émbolo. El zumo se escurre por debajo. Algo más avanzadas son las prensas en las que se presiona también con un émbolo o con un compresor, pero no ya sobre todo el puré.

En el caso de pequeñas producciones de mosto o de vinagre se puede hacer zumo siguiendo un método más cómodo. La mayoría de explotaciones frutícolas contratan los servicios de una prensa, evitando ocuparse de la maceración y el prensado. Estas prensas y también los grandes productores tienen normalmente sistemas automáticos de maquinaria para la limpieza, maceración y prensado, lo que ahorra gran cantidad de trabajo. El productor no tiene derecho a reclamar la devolución de la misma cantidad que había cedido si ésta es muy pequeña.

La fermentación

Consiste en transformar el zumo en mosto a través de una fermentación alcohólica. Ya que este proceso es del todo natural, se puede intentar realizar en casa:

Para ello vierta el zumo en un recipiente de cristal o loza (máximo nueve decilitros), tápelo con un globo para impedir la entrada de aire fresco, pero que permita la expansión del CO_2 (dióxido de carbono). Mantenga el recipiente así y a una temperatura ambiente entre 18-20 °C; y esperemos que con un poco de suerte, transcurrido un mes el zumo se habrá convertido en mosto. Las causas de este proceso se explican así: los blastomicetos, que se encuentran en la fruta, en el aire y en todo el zumo de manzana natural sin pasteurizar, transforman lentamente el azúcar en alcohol etílico (CH_3CH_2OH). Los blastomicetos encuentran gran cantidad de azúcar en el zumo de manzana.

La levadura debe ser protegida en lo posible del aire y de los microorganismos nocivos, lo que se consigue con el globo que cierra el recipiente. La temperatura ambiental nunca deberá bajar de los 10 °C o subir a más de 40 °C por el peligro que representaría para los blastomicetos.

Ayudas a la fermentación

Tanto los pequeños industriales como los aficionados tienen en su haber diversas experiencias para la optimización del proceso de fermentación. Estos expertos empiezan con el análisis del zumo prensado y su tratamiento.

Si el resultado es algo ácido por haber usado fruta poco madura, es preciso proceder a un análisis del contenido de azúcar. Los profesionales usan un refractómetro para medirlo a partir de la refracción de la luz en el líquido. Si el azúcar es escaso, entre el 6 y el 8%, el zumo debe azucararse.

Para ello, se añaden 130 gramos de azúcar por cada 10 litros de zumo, lo que incrementa su contenido un 1% o, lo que es lo mismo, 0,65 °C de alcohol en el mosto y la misma cantidad en el futuro vinagre, en caso de que se produzca la fermentación. Cuanto más azúcar contenga el zumo mayor graduación tendrán el mosto y el posterior vinagre.

La levadura, componente imprescindible

Si se desea un óptimo proceso de fermentación es necesario añadir levadura seca y en perfectas condiciones. Para la fabricación casera se recomienda utilizar un gramo por cada litro de zumo.

En este caso no es tan importante añadir sales como el fósforo o compuestos nitrogenados que procuren un crecimiento más rápido de la levadura. Sólo con echar algunos restos del prensado anterior (como la piel, etc.), tendremos una levadura suficientemente rica para no necesitar aditivo alguno.

¿Cuándo finaliza la fermentación alcohólica?

Es fácil reconocer el fin de este proceso si hemos tenido el mosto en un recipiente de cristal. El azúcar del zumo prensado se ha convertido en alcohol y los blastomicetos mueren por inanición. La levadura se hunde lentamente hasta llegar al fondo formando un poso que, con el tiempo, influirá negativamente en el gusto del mosto. Por eso es preciso cambiarlo de recipiente cuanto antes al finalizar la fermentación. Normalmente este proceso dura unas seis semanas: la levadura crece durante los dos o tres primeros días para realizar en dos o tres semanas la llamada fermentación acelerada; tras ésta vendrá otra más suave, que durará de dos a cuatro semanas más. Se puede conseguir que todo el proceso dure sólo tres semanas, pero a condición de que las temperaturas se eleven hasta unos 40 °C.

Como un vino suave

Los especialistas tienen la posibilidad de saber exactamente si ha finalizado la fermentación gracias al llamado *clinitest*. Estas tabletas se echan en un tubo lleno de mosto y se compara su color con los de una escala.

Para saber el porcentaje de alcohol en el mosto se usa un vinómetro o un alcoholómetro. Son unos instrumentos que miden la graduación de un líquido, que a veces puede llegar a coincidir con la de un vino suave, de un máximo de 11 o 12. Obviamente, se trata de una excepción: lo normal es entre 7 y 8°.

Los recipientes más adecuados para la fermentación

Un recipiente destinado a la fermentación alcohólica debe tener un buen tapón que, por un lado, detenga la acción del aire puro y los microbios dañinos y, por otro, deje expandirse al dióxido de carbono. Para la pequeña cantidad de mosto fabricado en la cocina de casa bastará con usar un globo, pero los grandes productores, debido a la gran cantidad de CO_2, se ven obligados a usar una maquinaria especial.

El principio fundamental de su funcionamiento es muy fácil. Los tubos de fermentación son casi iguales a los del desagüe del lavadero en forma de S. En éstos se vierte agua (que deberá cambiarse una vez por semana), cuyo CO_2 subirá en forma de burbujas. Pero en el caso del mosto esta subida estará limitada porque los tubos son impermeables al aire.

La madera es difícil de limpiar

Para los grandes productores es necesario el uso de contenedores de material artificial, como tanques de acero inoxidable o madera. Los contenedores profesionales tienen más aberturas para poder vaciar el mosto acabado, para dejar evacuar los restos líquidos y el poso, así como para limpiar y para rellenar. Los iniciados que recurran a los contenedores de madera deben tener en cuenta que su desplazamiento es dificultoso, pueden tener moho y son difíciles de limpiar. El mosto de fruta no puede nunca sobrepasar los seis meses en su interior, ya que ello podría malograr su gusto y su frescura natural.

Un vasito de *äpfelwoi* para la salud

El vino de manzana, la llamada bebida de los pobres, es actualmente muy apreciado. En el land de Hesse tiene su propio nombre, *äpfelwoi*; en la región del Maine central *mouscht*; en Würtemberg, *moscht*; en Westerwald, *schemer*, y en la región interfluvial del Mosela, el Sar y el Rin se denomina *viez*. Todos estos nombres tan diversos no significan cambio alguno en sus notables propiedades para la salud:

- Tiene menos calorías que otras bebidas alcohólicas.
- Favorece el riego sanguíneo.
- Estimula la circulación de la sangre.
- Elimina toxinas.
- Ayuda a la digestión.
- El doctor Gerd Scholten recomienda en su libro *Trierer Vietz* que los médicos de la región de Baden receten beber un vaso de *äpfelwoi* a los enfermos del aparato respiratorio, ya que, al contrario que la cerveza, éste no obstruye las vías respiratorias.
- El vino de manzana intensifica la capacidad respiratoria y puede curar los espasmos bronquiales.
- Al igual que el vinagre de manzana, ayuda también a

eliminar el sobrepeso, así como a reducir el colesterol y la grasa en la sangre.

- Actúa contra las agujetas y el estrés.
- Ayuda contra los dolores reumáticos, la gota y otros dolores.
- Y lo mejor es que, para aprovechar todos estos efectos saludables, sólo se necesita tomar un vasito. Más no sería recomendable, ya que el mosto puede llegar a tener la misma graduación que un vino normal.

LA ELABORACIÓN DEL VINAGRE

Fabricar vinagre a partir del mosto es en principio más fácil que su elaboración, pues suele ser un proceso natural. Sólo se debe dar a las bacterias la oportunidad de expandirse por el mosto y permitir que puedan ejercer su trabajo. En otras palabras, el recipiente que nos servirá para hacer vinagre será ahora uno para la fermentación alcohólica sin necesidad de impermeabilización al aire. Las microbacterias del vinagre, tanto de las plantas como del mismo aire, penetran en el mosto, se expanden y van convirtiéndolo en ácido acético. Es aconsejable dejar un gran espacio al mosto por lo que se necesita un recipiente ancho y plano con tal de facilitar a las bacterias su expansión y el suficiente contacto con el oxígeno para realizar su trabajo. Es importante también que el mosto ya acabado no tenga posos y se vierta en otro recipiente para su conversión en vinagre.

La base del vinagre, una sustancia poderosa

Gracias al calor (entre 36 y 40 °C es una temperatura ideal para la fermentación del vinagre) aparece sobre el mosto una sustancia amarillenta, la base del vinagre. Ésta se compone de bacterias que algunos productores extraen y reutilizan en otros procesos para elaborar vinagre. En tiendas especializadas se pueden encontrar botellines con un centilitro de esta sustancia. Gracias a ella, la fermentación resulta más segura y rápida,

171

pues no se deberá esperar a que las bacterias se depositen. Esta base tiene tanto sustancias avinagrantes como aromatizantes, y su composición es para algunos productores un secreto muy bien guardado. Cada nueva generación de buen vinagre tiene su especial punto de sabor, que nunca podrá ser copiado ni falsificado.

Poco vistosa pero saludable

Para los conocedores de esta sustancia, esta base, y sobre todo la del vinagre de manzana, es un elixir de salud por excelencia. Extendida sobre la piel actúa rápidamente contra procesos infecciosos como las erupciones cutáneas contagiosas. Consumir esta sustancia combate las bacterias de la putrefacción y otros parásitos dañinos del tracto intestinal, así como los dolores artríticos. Todos los experimentos llevados a cabo corroboran su condición de revitalizante y preventivo de enfermedades contagiosas.

Se debe tener en cuenta que nos estamos refiriendo sólo a la base fresca que se encuentra en la superficie del mosto, y no la del fondo del recipiente que es inactiva y no tiene ningún efecto.

El método más fácil para la elaboración de vinagre

Desde tiempo inmemorial se sabe que la elaboración de vinagre no requiere ninguna especialización, y que todo el mundo puede hacerlo:

- Coja el mosto de manzana que ha elaborado antes y dilúyalo con agua en proporción equitativa de 1:1 para bajar su graduación alcohólica a menos de 10°. Viértalo en una botella ancha o en un recipiente plano de loza llenándolo sólo hasta la mitad para dejar espacio para la fermentación.
- Ponga el recipiente en un sitio cálido, por ejemplo cerca de un radiador o sobre el alféizar de una ventana expuesta al sol.

- Después de estar dos o tres días en reposo y tapado con un paño de lino o papel de plata, destápelo.
- Agítelo cuidadosamente una vez al día o remuévalo para que pueda entrar el oxígeno, nutriente esencial para las bacterias del vinagre. Tenga cuidado de que la base de fermentación en la superficie del líquido no se hunda ni se agriete por la entrada del aire. Si esto ocurriera morirían las bacterias y se malograría todo el proceso.
- En tres o cuatro semanas habrá conseguido un vinagre listo para su utilización.

El método Orleans

Una de las industrias vinagreras más antiguas, que data del siglo XIV, es la de la ciudad francesa de Orleans. Se fabricaban unos 400 litros anuales de vinagre en contenedores de madera, que eran exportados a todo el mundo. En aquella época este producto era muy apreciado como condimento, servía como conservante y jugaba un papel importante en la ciencia médica. Su fabricación era pues un importante factor económico de la región de Orleans, al sur de París, y cuyo método todavía sigue vigente en una empresa vinagrera de Turquía.

Técnicamente su proceso se basa en la fermentación de la superficie, ya que sólo se aprovecha la parte superior del mosto o vino. Los recipientes para la fermentación no están de pie sino tumbados y llenos hasta la mitad, con lo que ésta dispone de una amplia superficie.

El oxígeno entra en la barrica por diferentes agujeros practicados en la zona superior. La mejora de este proceso se produjo cuando se decidió sacar unos diez litros de vinagre acabado cada ocho días de todas las barricas, para sustituirlos por otros diez litros de mosto o vino. De esta manera se garantizaba una producción continuada de vinagre y la duración centenaria de alguna barrica.

El giro de los toneles

Con el método Orleans se tardaba varias semanas en convertir el mosto en vinagre, y eso que las bacterias sólo actuaban en la superficie del mosto, quedando intactas las capas inferiores. Todo el proceso se aceleraría mejorando la calidad del futuro vinagre si se suministrase oxígeno al líquido a fermentar. Una posibilidad al respecto es el llamado método en cadena, por el que las bacterias no flotan libres en la superficie a fermentar sino que se introducen «inyectadas» en otra sustancia o material, como astillas de haya, mazorcas de maíz sin grano, una cepa de vid o ramitas de abedul.

Estos materiales astillados hasta lo más mínimo podían cubrir toda la superficie requerida. Con la inyección pertinente, las bacterias podían hacer su función sin más y el mosto se oxigenaría en cantidad. Sin embargo, estos materiales extras aportan al vinagre su particular punto de sabor.

La inyección de las astillas de madera

El primer intento en llevar a cabo este método lo llevaron a cabo los encargados de hacer girar las barricas. Hoy en día algunos fabricantes utilizan unos sistemas similares: se hace un agujero en la mitad de un contenedor tumbado y queda dividido en dos partes por el líquido: una superior y otra inferior. En la superior se ponen, por ejemplo, astillas de madera de haya, sobre las que las bacterias darán lugar a la base del vinagre, y la inferior se llena con mosto. Si se gira la barrica sobre su eje el mosto irá empapando las astillas inyectadas.

Para la penetración del aire exterior se practican agujeros en la parte superior, que se cierran para poder girar la barrica. Si ésta se gira una vez al día –según las circunstancias, también se puede hacer mecánicamente–, obtendremos el vinagre en una semana. Con este sistema, empero, se debe tener en cuenta que la temperatura ha de ser constante y no variar de entre los 22 y los 25 °C incluso por la noche.

El método Schützenbach

En el año 1823 el fabricante alemán Schützenbach ideó un sistema ultrarrápido por el que obtenía vinagre en sólo 48 horas, basándose también en un método en cadena. Aún hoy se usan métodos similares en la mayoría de las pequeñas industrias vinagreras.

En una barrica puesta en pie (sea de madera, acero inoxidable o material artificial) se practican un par de agujeros a unos dos tercios de su altura total, que la dividen, como antes, en dos partes. En la superior se introducen las astillas de haya, donde se depositarán las bacterias; después se vierte el mosto, que va cayendo al fondo de la barrica hasta llenarlo a cuatro quintos de su capacidad total. Es mejor usar una boca de regadera o algo similar para separar, durante el vertido, el mosto de las astillas. Éste se bombea hacia arriba durante un cuarto de hora y de cinco a siete veces al día, con lo que impregna de nuevo las astillas.

Se bombea oxígeno

El proceso de fermentación se mejora todavía más si se aporta oxígeno al mosto desde abajo. Para ello se usan a menudo bombas de acuario o instrumentos similares, que procuren una constante oxigenación en el líquido a fermentar.

Algunos grandes productores utilizan similares mecanismos adaptados a contenedores de cinco metros. Los más poderosos aportan tanto calor (muy apropiado para la fermentación), que incluso necesitan refrigeración. Todo funciona automáticamente: la extracción, el rellenado, el control de aireación, la temperatura, etc.

El acetador de Fring

El más moderno y óptimo de los métodos de elaboración de vinagre es el de inmersión, por el que las bacterias ya no se depositan sobre ningún material, sino que están casi sumergidas en el líquido a fermentar. De esta manera se evitan las posibles consecuencias del anterior método en cadena: los materiales a veces obstruían el proceso y lo podían malograr. El mosto a veces no fermentaba por igual, por lo que el proceso en cuestión no estaba totalmente logrado.

Aireación por remolinos y surtidores

Con una fuerte inyección de aire en el líquido a fermentar se evita que las bacterias se ahoguen en el método de inmersión. En el fondo del contenedor se ha instalado un ventilador que proporciona continuamente aire al mosto, que burbujea y facilita así una fermentación equitativa en todo el líquido.

La empresa Fring, con sede en Bonn es en este aspecto líder en el mercado con su «acetador», un aparato por el que todo este proceso de fermentación transcurre automáticamente. Sin necesidad de vigilancia constante, permite producir cualquier tipo de vinagre de calidad, con un grado de acidez mantenido. Con este aparato la fermentación se realiza entre 24 y 36 horas.

Normalmente este acetador se emplea en empresas de tamaño considerable, aunque últimamente se ofrece una versión menor para productores de «sólo» unos 70 litros diarios, una cantidad excesiva aún para los productores caseros.

La acidez

Quien haya fabricado vinagre de manzana alguna vez en su cocina, no debe preocuparse del grado exacto de acidez. Un control del gusto será suficiente puesto que resulta imposible que la acidez llegue a ser peligrosa para la salud. Al contrario, si se consigue el valor normal de los 5 a los 7° se habrá logrado un buen resultado.

Las grandes máquinas de fermentación controlan la acidez automáticamente con ayuda de una persona encargada que indica el resto de alcohol en un porcentaje exacto. Si éste es el deseado, el vinagre se bombeará hacia otro recipiente. Las pequeñas industrias y los particulares no tienen normalmente este automatismo y su vinagre debe obtener como mínimo una graduación de 5° para poder venderse.

Cálculo del porcentaje

Para conocer el porcentaje exacto de ácido acético en el vinagre, se puede utilizar un alcoholímetro, gracias a éste, el vinagre se considerará acabado cuando tenga un grado de alcohol mínimo (una regla práctica asegura que el grado de alcohol en el mosto es muy parecido al grado de alcohol del vinagre).

La práctia del etiquetaje no es nada fácil; es una tarea que corresponde a un laboratorio, pero con el instrumental y las sustancias necesarios lo puede hacer cada uno. En principio funciona como cualquier comprobación de acidez con un papel de tornasol, de venta en farmacias. Quien no quiera entretenerse con pipetas y químicas o no tenga facilidad para el cálculo, puede llevar una muestra de su vinagre a analizar. A falta de un laboratorio o de un fabricante cercano, las farmacias o droguerías también podrán ayudarle en esa tarea.

Cómo se etiqueta

- Se llena una pipeta con 10 mililitros de vinagre y se vierte en un vaso de cristal.
- Se echan tres gotas de fenolftaleína para que actúe como indicador.
- Por último, se vierte en el líquido muy lentamente con una pipeta 0,1 mililitros de sosa alcalina.
- Tan pronto como el líquido adquiera un color rosa pálido, se comprueba cuántos mililitros de solución alcalina quedan en la pipeta desde el inicio de la operación.
- Para conocer el grado exacto de acidez se multiplican los mililitros utilizados por 0,6.

Recetas básicas para la elaboración casera

Quien desee fabricar vinagre de manzana en su casa, encontrará aquí un resumen de los pasos más importantes. Como ha podido comprobar a lo largo de estas páginas, el proceso no es muy difícil: dura unos dos o tres meses hasta que el vinagre está listo para ser consumido. Obtendrá un producto natural puro y sin aditivos químicos, que contiene todas las propiedades saludables de la manzana, además de ser una interesante y provechosa experiencia.

La preparación del mosto

- Compre o adquiera unos cinco kilos de manzanas, a ser posible de un cultivo biológico. Deberán ser manzanas dulces y maduras, nunca pasadas.
- Rechace la fruta con golpes o con síntomas de putrefacción (no sirve extirpar las zonas afectadas).
- Lave la fruta a conciencia, cambie el agua a menudo y utilice si es posible un cepillo.
- Corte las manzanas a trozos y haga con ellos zumo en una prensa.
- Échelo con parte de los restos (piel, etc.) en un gran recipiente de cristal o loza (no debe ser de metal, porque el ácido del zumo puede atacarlo y producir óxido). El contenido no puede rebasar los nueve decilitros.
- Añada levadura seca de la que se encuentra en tiendas especializadas o en bodegas. En tiempos algo lejanos se ponía una gruesa rebanada de pan negro (sin conservantes) encima del zumo.
- Impida el acceso del aire cerrado al recipiente con un globo o con un tapón.
- Póngalo a temperatura constante de 18 a 20 °C durante más o menos un mes, y evite cualquier variación notable de ésta.
- Cuando, al cabo de dos días, se obtiene el mosto y aparece en la superficie la espuma de la levadura, se debe extraer la que se ha ido al fondo. Una vez finalizado este proceso, empieza la elaboración propiamente dicha del vinagre.

La elaboración del vinagre

- Vierta el mosto acabado en un recipiente plano y ancho.
- Para asegurarse el éxito en la elaboración de su vinagre compre la base para el mosto que se vende en las tiendas, aunque no es imprescindible. La decisión es suya.

- Ponga el recipiente en un lugar cálido con una temperatura constante de unos 20 °C (mejor si es entre 26 y 28 °C). Evite el enfriamiento y el sobrecalentamiento, pero sobre todo los cambios bruscos de temperatura.
- En caso de no haber optado por comprar la base, tape el recipiente con un paño de lino o similar sin privar nunca la entrada de aire durante dos días.
- A ser posible, remueva el líquido cuidadosamente una vez al día procurando que las bacterias de la superficie no se hundan. Si lo desea, pueden suministrar aire a la base del recipiente con una bomba y un tubo.
- Según la temperatura del vinagre, si se ha añadido la base mencionada o si se ha administrado aire, el proceso debe durar entre uno y dos meses. A las tres semanas ya se puede probar.
- Filtre el vinagre con un paño de lino hervido o con un filtro de papel para cafeteras, y rellene botellas que cerrará con un tapón de corcho natural.
- Escoja siempre botellas de un color pardo o verde, ya que las propiedades curativas del vinagre disminuyen al contacto con la luz. Por esta razón, es recomendable también elaborarlo en una bodega oscura.

El vinagre de manzana
en el mantenimiento de la casa

El vinagre de manzana natural ha tenido a lo largo de los siglos su lugar en las tiendas de dietética. Era en verdad algo más caro que el vinagre de vino, por lo que poca gente lo compraba. Hoy la situación ha cambiado: se compra casi a diario y su distribución ha llegado a los supermercados, donde se vende a buen precio y es de buena calidad.

Para la cocina ecológica y los interesados por los valores medioambientales

Actualmente nos preocupamos mucho más por nuestra salud; por ello se lleva algún tiempo exigiendo mayor calidad en los vinagres; el de manzana ha conseguido recuperar su sitio en el campo de la cocina ecológica y en el mantenimiento de nuestras viviendas.

EL VINAGRE DE MANZANA AROMATIZA

Desde antiguo el vinagre se ha mezclado con el zumo de hierbas y de frutas, conservándose en lugar fresco. Las mezclas diluidas en agua se convertían en bebidas refrescantes. Algunos fabricantes incluyeron aromas artificiales, pero no es lo más frecuente. En cualquier caso resulta muy interesante ver cómo un vinagre de manzana va convirtiéndose gracias a las

181

mezclas y maceraciones en un nuevo vinagre de aroma fino y delicado.

A base de frutas

Un vinagre aromatizado es un buen vinagre enriquecido con ciertos ingredientes portadores de un gusto que ha adquirido a través de larga maceración. Estos ingredientes son: plantas (medicinales o aditivas), raíces, frutas, frutas del bosque, miel, flores, frutos secos y setas. También se puede añadir cebolla, ajo, pimienta o sal. Las frutas del bosque como las frambuesas o las moras deben mezclarse en su totalidad, no muy prensadas, con un octavo de litro de agua y vinagre de manzana. Tras colarlo todo, se hierve con 375 gramos de azúcar antes de envasar en un tarro. Este puré ácido de frutas del bosque es apropiado para platos de carnes frías.

Los vinagres más conocidos son los de vino blanco o tinto; pero el de manzana es más fresco y más afrutado, además de aportar las sustancias saludables ya mencionadas. Se puede sustituir el vinagre de vino blanco por el de manzana, pero no el de vino tinto, que influye fuertemente en el aroma. De todas maneras, siempre se puede experimentar con los vinagres: siempre surgirá una nueva y original receta.

Cómo se emplean los vinagres aromatizados

El principio básico es siempre el mismo, ya sea un vinagre de plantas medicinales para masajes o inhalaciones, o ya sea de flores, plantas o frutas destinado a la cocina.

- Todos los productos han de ser frescos y sin tratamientos químicos, con lo que se asegura un aroma sin adulterar y el color claro del vinagre. Para los vinagres aromatizados con fruta se recomienda que esté refrigerada o a baja temperatura, lo que garantiza su alta calidad.
- En lo que respecta a la cantidad que se debe mezclar con el vinagre, vendrá dictada por la propia receta. Quien tenga práctica en la elaboración de estos preparados tendrá ya cierta intuición y capacidad de improvisar. Por regla gene-

ral, deben ser unas dos tazas o manojos de plantas o pétalos por cada medio litro de vinagre de manzana. Las plantas se cortan a trozos pequeños y las raíces se machacan.

- Introduzca las hierbas en una botella de cuello largo, preferiblemente de cristal, loza o acero inoxidable; si se utilizan otros materiales, el vinagre podría adquirir un cierto regusto metálico por la reacción de sus ácidos.
- Riéguelas con vinagre de manzana y cierre la botella; póngala en un lugar oscuro y moderadamente cálido (unos 18 °C). Remuévala con suavidad de vez en cuando.
- Se debe esperar entre dos y cuatro semanas para poder usarlo; si se trata de vinagre de flores o plantas, algo más. Aunque se siga al pie de la letra una receta, vale la pena ir probándolo y ver si el vinagre va adquiriendo el gusto de las plantas usadas.
- Llegado el momento se tamiza el resultado, a ser posible con filtros de papel para cafeteras. Una vez acabada la operación, vierta el contenido en botellas previamente lavadas con agua caliente.
- El vinagre aromatizado se conserva cerrado de uno a dos años en un lugar fresco y oscuro como una bodega. En las botellas oscuras el aroma permanece en un estado óptimo. Una botella abierta no puede volver a conservarse.

A propósito: el vinagre nunca puede estar a temperaturas superiores a 20 °C. Si se ha usado, la botella ha de volver a cerrarse de inmediato.

Nota: Si no se consiguen plantas frescas se pueden sustituir por secas, pero tenga la precaución de que no lo estén demasiado, ya que perderían su aroma. Algunas plantas no pueden ser secadas. La planta seca reduce su tamaño una cuarta parte con respecto a la fresca, y puede ser partida con los dedos fácilmente.

Los vinagres de plantas y raíces

En estos casos, los aromatizantes son esencias de plantas, plantas naturales o raíces. Se pueden añadir además especias y plantas como clavo, pimienta, ajo, sal, azúcar, miel, comino, chalota, etc., para mejorar el gusto. Si la base es el vinagre de manzana, es recomendable usar plantas de suave aroma, como la salvia, el romero, la melisa, el estragón, el eneldo, la ajedrea, el perifollo, el basílico, la mejorana y el tomillo.

Se puede añadir sólo una de estas hierbas o varias a la vez. En ambos casos, siempre se debe recurrir a una corta maceración en vinagre de manzana.

Vinagre de hierbas y especias mezcladas

Para elaborar este vinagre, debe utilizar estragón, basílico, tomillo, pimpinela, pimienta de agua y cebollinos cortados a pequeños trozos. Se pela una chalota con sus raíces, se añade laurel, unos granos de pimienta, clavo y una pizca de macis. Se cubre todo con medio litro de vinagre de manzana. Se cierra la botella de cuello largo en un lugar cálido y se esperan unas dos o tres semanas. Pasado este tiempo, se filtra el resultado y se vierte en botellas oscuras.

Este vinagre se usa para aliñar ensaladas verdes o de cierta consistencia y para la guarnición de platos de pescado, ave o carnes frías.

Otros vinagres de hierbas

Vinagre de eneldo

Ingredientes
dos tazas de eneldo fresco
1/4 de taza de granos de eneldo
medio litro de vinagre de manzana

Preparación

Mezcle el eneldo fresco, sus granos y el vinagre de manzana, y déjelo reposar durante dos o tres semanas antes de filtrarlo.

Este vinagre es adecuado para ensaladas de pepino, de finas hierbas y platos de pescado, aparte de dar un gusto algo picante a sopas y potajes con calabaza.

Vinagre de salvia

Ingredientes

dos tazas de salvia fresca
medio litro de vinagre de manzana

Preparación

Se sigue la receta anterior mezclando ambos ingredientes y dejándolos en maceración de dos a tres semanas antes de su uso.

Se recomienda como aliño para la ensalada alemana y para enfriar la salsa de un asado. Es un vinagre muy gustoso en platos de ternera como el *saltimbocca*. Por otra parte, es beneficioso para la digestión.

Vinagre de estragón

Ingredientes

dos tazas de estragón fresco
medio litro de vinagre de manzana
opcionalmente, dos dientes de ajo

Preparación

Mezcle el estragón con el vinagre de manzana y macérelo durante dos o tres semanas. Si lo desea, puede echar los dos dientes de ajo picados 24 horas antes del filtrado. Si en vez de usar sólo estragón se quiere mezclar eneldo a partes iguales (1:1), el vinagre será menos áspero.

Este vinagre es perfecto para verter en la ensalada alemana, la salsa *romulada*, mixta o de finas hierbas, además de para platos de pescado, ave, sopas, carnes blancas o setas.

Vinagre de basílico

Ingredientes

dos tazas de hojitas de basílico
medio litro de vinagre de manzana
opcionalmente, de 5 a 10 granos de pimienta

dos o tres dientes de ajo partidos
un cuarto de cebolla rallada fina

Preparación

Eche las hojitas de basílico en el vinagre de manzana. Si lo desea, puede añadir sal y/o granos de pimienta verde, los dientes de ajo partidos o incluso la cebolla rallada muy fina. Macérelo de dos a tres semanas antes del filtrado.

Este vinagre armoniza perfectamente con el aceite de oliva de las ensaladas y con las salsas italianas, y es un excelente aliño para la ensalada griega o el queso fresco de hierbas.

Vinagre de hierbas provenzales

Ingredientes
una o dos ramas frescas de tomillo
romero
orégano
basílico
ajedrea
medio litro de vinagre de manzana
opcionalmente se puede echar una vaina de cayena
dos dientes de ajo partidos

Preparación

Añada las hierbas frescas –excepto el basílico, las restantes pueden ser hierbas secas– al vinagre de manzana. Si lo desea, puede añadir la vaina de cayena y los dientes de ajo partidos. Se deja reposar durante dos o tres semanas antes de colarlo.

Este vinagre es recomendable para los platos veraniegos de verdura o con *zucchini* y tomate. Por otro lado, suaviza y aromatiza los platos de cordero.

Vinagre de puerro y ajo

Ingredientes
una cebolla
dos dientes de ajo

medio puerro cortado en vertical
medio litro de vinagre de manzana

Preparación

Una vez pelada y cortada a dados, sumerja la cebolla con los dientes de ajo (opcionalmente cortados) en el vinagre de manzana. Se debe ir probando hasta llegar al gusto deseado.

Este vinagre aromatizado se usa principalmente para marinadas de cordero, caza y platos de carne, así como para cocidos fuertes.

Vinagre de ajo

Ingredientes

de tres a cinco dientes de ajo
medio litro de vinagre de manzana

Preparación

Para este vinagre de sabor tan intenso se necesitan dientes de ajo bañados en vinagre de manzana. Su tiempo de maceración es como el de los demás, de dos a tres semanas, pero ha de ser probado regularmente para que su gusto final no sea excesivamente fuerte.

Este vinagre es aconsejable para platos de pescado y marisco, al igual que para platos de carne, ensaladas y salsas de carne italianas, pero siempre en cantidades moderadas (unas gotas).

Nota: En caso de que no disponga de ajos frescos, puede sustituirlos por una cucharadita con este vinagre.

Vinagre de pimienta

Ingredientes

una manzana ácida
de cinco a diez granos de pimienta negra
medio litro de vinagre de manzana

Preparación

Limpiar la manzana, sacarle el corazón y cortarla a pedazos. Mezclarla con los granos de pimienta y echarla al vinagre de manzana. Dejarlo en reposo hasta las tres semanas y, llegados a este punto, colocarlo y llenar las botellas. Este vinagre adquiere un aroma especial si en lugar de usar pimienta negra se sustituyen por granos de pimienta verde.

Se utiliza especialmente para marinadas de carne, cocidos a base de legumbres secas y col lombarda.

Vinagre de melisa y menta

Ingredientes

una taza con hojas de menta
una taza de hojas de melisa
medio litro de vinagre de manzana
una cucharada de miel

Preparación

Haga una mezcla con las hojas de melisa, las de menta y el vinagre de manzana, y añádale la miel, que ha de disolverse. Déjelo en maceración durante cuatro semanas antes de colarlo. Si se diluye con agua mineral, obtendremos una bebida muy refrescante.

Vinagre de manzana con canela

Ingredientes

cinco ramas de canela
una manzana
100 mililitros de zumo de manzana
medio litro de vinagre de manzana

Preparación

Partir las ramas de canela, pelar y cortar la manzana a rodajas y echarlo todo en el zumo de manzana. La mezcla se riega con el vinagre de manzana y se deja reposar de tres a cuatro semanas antes de filtrar los ingredientes.

Este vinagre de manzana con canela da un gusto especial a las macedonias de fruta, y si se vierte una cucharadita en el arroz con leche suaviza ese gusto tan dulce que tiene.

Vinagre de jengibre

Ingredientes
un cuarto de bulbo de jengibre
medio litro de vinagre de manzana
una o dos cucharillas con miel o jarabe de arce

Preparación

Introducir los trozos cortados del bulbo de jengibre en el vinagre de manzana. Dejarlo de dos a tres semanas en reposo antes del filtrado, y diluir la miel o el jarabe de arce en el vinagre obtenido.

Este vinagre es muy recomendable para comidas exóticas, en especial para platos tailandeses y vietnamitas, que a menudo ya están aderezados con esta planta. Además se aconseja para marinadas de ave y escabeches de pescado.

Vinagres al aroma de fruta

En estos vinagres el aromatizante utilizado es la fruta, tanto entera como cortada, fresca o congelada, o incluso en zumo. Las frutas aconsejadas para su elaboración son las moras, las frambuesas, las cerezas y las fresas, entre otras, y para la aromatización se utilizan la naranja, la piel del limón, la miel o los frutos secos.

Como base para estos vinagres se escoge un vinagre de manzana de 7°, de los que la fruta absorberá parte dando al vinagre resultante una menor graduación. Los vinagres de este apartado necesitan una maceración más larga que los anteriores, que llega hasta las cuatro semanas; el filtrado aconseja un posterior prensado a cuchara sobre el vinagre para aumentar su aroma.

Son vinagres adecuados para platos picantes, dulces o agridulces. No se necesita ninguna cocción; por ello, se evita la pérdida de olor y, por tanto, es mejor verterlo en los platos inmediatamente antes de servirlos. Si se diluyen en agua, se endulzan con miel y se sirven fríos, se pueden convertir en refrescantes bebidas veraniegas.

Vinagre de frambuesa

Ingredientes

dos tazas de frambuesas frescas o congeladas
una rama de estragón o un cuarto de taza con hojas de melisa
medio litro de vinagre de manzana

Preparación

Añadir las frambuesas prensadas con las hierbas al vinagre de manzana y dejarlo macerar de tres a cuatro semanas antes de colarlo.

Este vinagre se usa sobre todo para confitar fruta y edulcorar ciertos sabores y salsas picantes, ensaladas algo amargas como la de achicoria o el rodicio, las macedonias de fruta y otros postres dulces. Además es adecuado para platos de cordero, ave y caza, siempre con moderación.

Vinagre de mora con limón

Ingredientes

tres tazas de moras
media taza con hojas de melisa
un limón entero
dos cucharaditas con miel
medio litro de vinagre de manzana

Preparación

Haga una mezcla con las moras prensadas, la melisa, la piel de un limón cortada muy fina, la miel y el vinagre de manzana. Se macera durante cuatro semanas antes de colarlo. Si se diluye en agua y se enfría, es una bebida excepcionalmente refrescante que se puede servir con una ramita de melisa en el vaso.

Vinagre de nueces

Ingredientes

medio litro de vinagre de manzana
100 gramos de avellanas o nueces
opcionalmente, una pizca de canela

Preparación

Se mezclan todos los ingredientes con el vinagre de manzana, se añade la canela para mejorar el gusto y se calienta hasta los 40 °C. Se enfría y se deja macerar de tres a ocho semanas; durante este tiempo, es recomendable ir probándolo. Después se filtra y se vierte en botellas oscuras. Un vinagre de este tipo va bien con ensaladas, sopas, cocidos y platos de carne y pescado.

Vinagre de limón

Ingredientes
un limón entero
medio litro de vinagre de manzana

Preparación

Echar el zumo del limón con su piel en el medio litro de vinagre de manzana. Dejarlo en maceración durante dos semanas antes de colarlo. Se recomienda su uso sobre todo en ensaladas veraniegas y para el baño de María de verduras crudas.

Vinagres aromatizados con flores

Puede resultar sorprendente, pero ya en la Edad Media eran muy apreciados estos vinagres, principalmente el de violeta. Los vinagres florales propiamente dichos son los de rosa, lavanda o la mencionada violeta. Para su elaboración se necesitan las flores y, al igual que en el vinagre de frutas, lograr un 7 % de acidez. Si no se calienta, la maceración puede durar de cuatro a seis semanas.

Vinagre de manzana con pétalos de rosa

Ingredientes
dos tazas de pétalos de rosa
medio limón
medio litro de vinagre de manzana
opcionalmente, añadir una cucharadita con miel

Preparación

Junte los pétalos de rosa –no tratada con pesticidas– con el zumo de medio limón y un poco de vinagre de manzana. Cinco horas después eche todo el vinagre de manzana que quede y caliéntelo a 40 °C, enfríelo y espere durante dos semanas antes de filtrarlo. Si lo desea, puede perfeccionar su gusto añadiendo una cucharadita con miel. Si no se calienta se deben esperar de cuatro a seis semanas. Los demás vinagres de flores se elaboran de la misma manera. El que aquí ejemplificamos sirve para aliñar las ensaladas veraniegas, los platos de ave, el foiegras, los patés y macedonias. Los mejores pétalos para este vinagre son los de rosas rojas o de color burdeos.

LA CONSERVACIÓN
CON EL VINAGRE DE MANZANA

Según las estadísticas se compra más vinagre en verano que en cualquier otra estación del año. Es la época de las ensaladas y de las confituras y no sin razón los periodistas alemanes la califican como la «estación de los pepinillos en vinagre» cuando hay sequía de noticias. La conservación de alimentos, sean caseros o comprados, y su excelente calidad presentan además la ventaja de evitar el uso de sustancias químicas. Durante el proceso de conservación es muy importante tener esa sensación de sentirse por un par de horas como una abuela en la cocina. Hoy, con la reaparición de los productos caseros se debe dar gran importancia a los sistemas de conservación. El exceso de una cosecha no se debe malograr, sino aprovechar para estaciones venideras.

Gracias a su acidez, el vinagre se encuentra entre los mejores conservantes. El ácido acético atenúa el desarrollo de microorganismos, de las bacterias de putrefacción y de las esporas de los mohos que malograrían rápidamente los alimentos. Éstos no sobreviven en un ambiente ácido, lo que permite una larga caducidad. Concretamente el vinagre de manzana es rico en ácido propiónico y taninos, que actúan como conservantes naturales.

Principios para la conservación

- Casi todas las frutas y verduras pueden conservarse en una solución de vinagre, pero han de ser lo más frescas, maduras y sanas posible. Los productos que presenten indicios de putrefacción han de desecharse, y de nada sirve cortar la zona putrefacta. Respecto a la fruta, se debe despojar de flores y rabillos, lavar muy bien y trocear.

- Lo más práctico es preparar frascos de cristal con cierre de rosca (por ejemplo frascos de mermelada) que se pueda poner al baño de María, incluida la tapa, ya que podría ser atacada por el ácido acético y oxidarse.

- Para las verduras y algunas frutas bastará con un simple hervor; las verduras de más difícil digestión (judías, col y alcachofa) se deben hervir más tiempo. Una vez hervidas, se cuelan y se ponen en los tarros.

- Se recomienda usar un vinagre de manzana de 7°, aunque lo normal sean unos 5°. A menor concentración de ácido, más corta será la fecha de caducidad. Según sea la receta escogida se podrá aliñar el vinagre de manzana con azúcar, sal, miel o especias, para después ser escaldado. Tras esta operación se vierte el resultado caliente sobre la fruta o verdura hasta cubrirla.

- El recipiente se destapa por la noche y se deja reposar incluso más tiempo.

- Se vuelve a escaldar la infusión y se vuelve a cerrar el tarro de inmediato. Se gira el recipiente y se deja bocabajo durante cinco minutos. Si se desea consumir pronto, se deja reposar como mínimo de cuatro a seis semanas en un lugar frío y oscuro.

- La conserva se almacenará en un lugar frío, seco y oscuro de tres a doce meses. Una vez se haya abierto el tarro debe consumirse en el plazo máximo de una semana, manteniéndolo en la nevera.

Calabaza agridulce

Ingredientes

medio litro de vinagre de manzana
medio kilo de azúcar o miel
dos raíces de jengibre cortadas muy finas
una ramita de canela
un kilo de calabaza

Preparación

Hacer una infusión con el vinagre, el azúcar o la miel y las especias. Después, rocíe la calabaza y téngala cubierta con un paño toda la noche. Al día siguiente vierta la solución en una cacerola, escáldela y añada los trozos de calabaza. Hiérvalo hasta que quede vidrioso. Se extrae la calabaza con un cucharón y se vierte en el tarro, se vuelve a hervir el resto de la solución y se vuelve a regar la calabaza. Cierre el tarro de inmediato y póngalo bocabajo durante cinco minutos.

Peras con jengibre

Ingredientes

un kilo de peras
un trozo de raíz de jengibre
medio litro de vinagre de manzana
250 gramos de azúcar
dos cucharaditas con canela

Preparación

Antes de trocear las peras se limpian a conciencia y se introducen en un tarro. Se pela y se corta a rodajas la raíz de jengibre. Se hace una mezcla con el vinagre, el azúcar y la canela, se escalda y se rocían con ella los trozos de pera. Se deja reposar durante toda la noche; a la mañana siguiente se recalienta la infusión y se vuelven a llenar los tarros que han de cerrarse de inmediato.

Los escabeches

Ingredientes

200 gramos de coliflor
200 gramos de zanahorias peladas y cortadas en rodajas
150 gramos de judías verdes limpias y troceadas
cualquier verdura, cortada y limpia como por ejemplo espárragos, champiñones, col lombarda, maíz, etc., un trozo de raíz de rábano y una pequeña cebolla blanca

Preparación

Hervir muy poco tiempo todas las verduras en agua con sal hasta que queden *al dente*. Se cuela sin dejar perder el agua. Se pela la raíz del rábano y se corta a tiras, se pela también la cebolla y se echa todo en un tarro ya preparado. Se aconseja que los trozos queden lo más apretados posible.

Ingredientes para la cocción

el agua de la verdura hervida
medio litro de vinagre de manzana
una cucharada de sal
100 gramos de miel
tres hojas de laurel
una cucharadita con granos de mostaza
una cucharada con granos de pimienta.

Preparación

Cocer todos los ingredientes a la vez, llenar los tarros con la cocción y mantenerlos tapados durante 24 horas. Se vuelve a verter, a recalentar y a poner en los tarros, que esta vez se cierran de inmediato. Observe que no quede ninguna verdura en la superficie.

Marinadas

Con esta denominación nos referimos a la conservación de carnes, pescados, verduras o huevos, dándoles un gusto típicamente ácido y algo aromático. Los alimentos tardarán mucho tiempo en estropearse y así la carne dura se reblandece, se vuelve tierna. Se marina la carne de ternera, la de cordero y todo tipo de caza. El ejemplo más conocido en Alemania es el *rheinische sauerbraten,* carne de ternera pasada por la sartén con un aroma algo ácido, que armoniza perfectamente con la salsa agridulce que la acompaña. Para proceder con la carne, el pescado o las verduras congeladas, es preciso descongelarlas con anterioridad.

Receta básica para una marinada de vinagre

Ingredientes
medio litro de vinagre de manzana
1/4 de litro de agua
una cebolla muy picada
una zanahoria
perejil
apio verde troceado muy pequeño y lavado
tres hojas de laurel
unos granos de pimienta
enebrina
granos de mostaza
clavo
es opcional el uso de finas hierbas

Preparación

Es importante no poner sal. Se calientan los ingredientes y se dejan hervir un momento. Después se deja enfriar y se vierte sobre la carne hasta cubrirla. Los grandes trozos de carne o pescados enteros se cubren totalmente con el líquido y se dejan macerar de tres a cinco días en un lugar muy fresco. Los conejos, las costillas de carne o los filetes de pescado deben marinarse muy pocas horas.

De hecho, no es necesario marinar si la carne se conserva en adobo dentro de una bolsa de plástico cerrada con una goma.

ESPECIAS CON VINAGRE DE MANZANA

El vinagre de manzana se puede usar como aliño de ensaladas, como refinador del aroma en la ensalada alemana, de salchichas, de platos de pescado, de platos de carne, de ave u otras especies, para cocidos con legumbres, para frutas, para sopas, mariscos y gelatinas, para salsas calientes o frías, para la mostaza, para la salsa de tomate, para la mayonesa, para las salsas picantes, y muchas cosas más.

Trucos culinarios con el vinagre de manzana

- Para hacer una rápida marinada se mezclan caldo de verdura o de pescado con vinagre de manzana en proporción equitativa, y se introduce en ella el asado o la caza durante unas horas.
- Mezcle el vinagre de manzana con aceite en proporciones iguales, ponga un bistec unas dos horas en su interior y gírelo varias veces.
- Echando una o dos cucharadas de vinagre de manzana en el caldo caliente, la carne de cocido estará mucho más tierna.
- Dejando al fuego una sopa de ave durante unas horas con un chorro de vinagre de manzana, se mejora su gusto y consistencia.
- Los platos de ave han de ponerse en la nevera siempre envueltos con un paño impregnado con la bebida del vinagre de manzana, para que así permanezcan frescos.

Al igual que el vinagre de vino, el de manzana puede actuar como refinador de casi todo; da una nota de frescor a muchos platos y, en el campo de la salud, estimula el metabolismo y el bienestar en general. Los chefs de la alta cocina aliñan con vinagre de manzana, por ejemplo, los postres de fruta, refinadas marinadas y exóticas creaciones de verdura.

No es aconsejable usar vinagre de manzana con especias, en todo caso «la medida a echar en esos platos no será de cucharadas sino de gotas», según el conocido cocinero Hans-Peter Wodarz.

Salsas de todo tipo

La mayonesa es una salsa fría hecha a base de aceite vegetal con yema de huevo y especiada con sal y vinagre, que se debe consumir con precaución. La mejor es la que contiene un 80 % de aceite, pero es demasiado grasa. En los comercios se encuentran mayonesas de calidad con un contenido de grasa mucho menor –entre un 40 y un 20 %–. Si no dispone en casa de esta salsa, puede hacerla fácilmente. La mayonesa fresca tiene mejor gusto que una de bote. Con el vinagre de manzana, su mayonesa será más saludable; además, puede sustituir una cantidad de aceite por cuajada o yogur.

Trucos para mejorar su mayonesa

- Tendrá menos calorías si en su elaboración usa mitad de aceite y mitad de yogur.
- Si echa un chorrito de salsa de tomate, le dará más color y sabor.
- Una clave fundamental es que todos los ingredientes estén a la misma temperatura.

Mayonesa

Ingredientes
tres yemas de huevo
medio litro de aceite de mesa a temperatura ambiente
vinagre de manzana
sal
pimienta
azúcar

Preparación

Batir las yemas de huevo con una pizca de sal hasta que haga espuma e ir echando gotas de aceite. Se remueve constantemente hasta que la mayonesa se convierta en una sustancia cremosa. Llegados a este punto, se añade un poco de vinagre de manzana, sal y pimienta.

Romulada

Esta salsa no es más que una mayonesa especiada con finas hierbas, alcaparras, un poco de mostaza, pasta de anchoa, cebolla cortada muy fina y pepinillos en vinagre, todo en cantidades a gusto del que la elabora. Es excelente para platos de pescado, huevos, ternera y carnes frías.

Salsa tártara

Se trata de una salsa para acompañar pescado a la plancha y marisco, además de ensaladas. Para su elaboración añada a la mayonesa huevos duros chafados, cebolla rallada, cebollinos y, opcionalmente, perejil y pepino.

Salsas picantes

Las salsas picantes son un conjunto de salsas frías de gusto agridulce, elaboradas a partir de diferentes tipos de fruta o verdura de las que contienen trozos de cierto tamaño. Son salsas muy especiadas con chile, curry, clavo, jengibre y canela. Su base es el vinagre por lo que su fecha de caducidad es amplia. Añadiendo azúcar o miel se consigue una salsa agridulce típica en los platos de cocina asiática.

Estas salsas sirven para acompañar platos de carne o pescado a la plancha o se usan como base para otras salsas. Su origen está en la India y en un principio se basaban en frutas exóticas. Hoy en día se pueden elaborar innumerables recetas con frutas tan comunes como la pera o la manzana, o incluso con verduras como la zanahoria o con tomates verdes de un tamaño similar al de la nuez.

Salsa picante de piña

Ingredientes

1/8 de litro de vinagre de manzana
250 gramos de azúcar moreno
una piña fresca
dos cebollas cortadas finas
dos manzanas
50 gramos de nueces picadas
50 gramos de pasas
1/4 de cucharadita con canela
curry
cardamomo molido

Preparación

Calentar el vinagre de manzana y disolver en él el azúcar moreno. Añadir la piña y una manzana troceadas, una cebolla pelada, las nueces, las pasas y las especias. Todo se calienta a fuego lento durante media hora, removiendo continuamente. Se prueba y, aún caliente, se vierte en tarros de rosca y se cierra de inmediato.

Salsa picante de manzana

Ingredientes

1/8 de litro de vinagre de manzana
150 gramos de pasas
un kilo de manzanas ácidas
dos cebollas picadas
200 gramos de azúcar moreno
dos cucharaditas con jengibre molido
una cucharadita de coriandro
una pizca de canela
polvo de mostaza

Preparación

Regar las pasas con un poco de vinagre de manzana y dejarlo macerar durante dos horas. Mientras, se pelan las manzanas, se les saca el corazón y se trocean. Se calienta el restante vinagre de manzana diluyendo en él azúcar moreno; añadir las manzanas y las cebollas sin dejar de remover durante diez minutos hasta que humee. Añadir entonces las pasas y las especias y cocer durante media hora. Se prueba y se cierra de inmediato en frascos de rosca.

El vinagre de manzana y el pescado

- El pescado fresco dura más si se envuelve con un paño impregnado con la bebida de vinagre de manzana.
- Es más fácil de desescamar si previamente ha sido restregado con vinagre de manzana.
- El olor que desprende no se quedará en las manos si antes de desescamarlo y prepararlo se las lava con vinagre de manzana.
- Un buen chorro de vinagre de manzana impide que al servirlo se rompa tan fácilmente.

Salsa picante de tomate

Ingredientes
un kilo de tomates maduros
dos manzanas grandes
una raíz pequeña de jengibre
una cebolla pequeña
2 cucharadas de pasas
5 cucharadas licuada
200 mililitros de vinagre de manzana
media cucharadita de té con cardamomo
polvo de clavo
un poco de sal

Preparación

Se trocean finamente todos los ingredientes, se echan en una olla y se cuecen durante 40 minutos, removiendo a menudo. Se prueba y se vierte aún caliente en los tarros de cerradura de rosca que se cierran de inmediato.

Cómo hacer una salsa de tomate rápida (ketchup)

Ingredientes

una taza de salsa o puré de tomate
dos cucharadas de vinagre de manzana
tres cucharadas de azúcar moreno
opcionalmente, una pizca de canela y de clavo molido

Preparación

Mezclar bien todos los ingredientes antes de añadir la salsa de tomate. En caso que no disponga de esta salsa en casa, y por ejemplo la necesite para ponerla sobre patatas fritas en una fiesta de cumpleaños, es sencillísima de preparar.

Rábano picante con manzanas

Se mezclan rábanos picantes rallados con manzana también rallada o *mousse* de manzana y después se añade vinagre de manzana y azúcar antes de probarlo.

Salsa verde

Ingredientes

dos huevos
una cebolla
dos cucharadas de aceite
dos cucharadas de vinagre de manzana
una pizca de mostaza
sal
pimienta
250 gramos de finas hierbas trituradas
cebollinos
perejil
berros
perifollo
borrajas
acedera
pimpinela
basílico

estragón
melisa
eneldo
nata dulce o agria

Preparación

Chafe los huevos duros y trocee la cebolla a pequeños dados antes de ser mezclados con los demás ingredientes, y póngalo en un lugar fresco.

La salsa verde de Frankfurt se sirve tradicionalmente como guarnición de platos de ternera y de patatas cocidas sin pelar, aunque también es aconsejable para platos de pescado y huevos duros.

Salsa de menta

Picar o casi hacer puré las hojas de menta y añadir una pizca de azúcar y algo de vinagre de manzana, para, a continuación, mezclarlo todo. Esta salsa tan tradicional acompaña en Inglaterra los platos de cordero.

Cómo templar salsas con vinagre

Se consigue una salsa rápida y excelente si se pone un cuarto de taza de vinagre de manzana en la base de la sartén. Tras calentarse unos minutos se pone nata, crema fresca o finas hierbas. Una vez caliente se debe apagar el fuego para evitar que adquiera un gusto amargo.

Cómo salvar y refinar las salsas

- Para refinar la salsa de tomate o las sopas, sólo se necesita echar una o dos gotas de vinagre de manzana en los últimos cinco minutos de cocción.
- Una mostaza reseca se puede recuperar con un chorro de vinagre y algo de azúcar.
- Las salsas que se elaboran en sartén se mejoran si se fríe en ella una manzana.

Hornear con vinagre de manzana

Galletas energéticas

Las galletas energéticas son una delicia tomadas con vino, pero son mejores si se hornean con queso. La siguiente receta es adecuada para 80 galletas.

Ingredientes
250 gramos de harina
un huevo
dos cucharadas de vinagre de manzana
una pizca de sal
50 gramos de mantequilla
dos yemas de huevo
almendras picadas o partidas

Preparación

Se amontona la harina y se hace un hueco hondo en el medio, en el que se introducen el huevo, el vinagre de manzana, la sal y la mantequilla fría; se amasa todo rápidamente haciendo una pastaflora y se deja en la nevera durante 30 minutos. Después se desenrolla, se extiende con un rodillo y se hace una super-ficie harinosa de medio centímetro de grosor sobre la que se vierten las yemas de huevo y los trozos de almendra, dándoles forma. El resultado se pone en el horno precalentado a 180 °C de 12 a 14 minutos sobre papel vegetal. Después se ponen en un tarro de cristal bien cerrado.

Algunos trucos para cocinar verdura

- Echando un chorro de vinagre de manzana en el agua de hervir, se mantiene el color de la verdura (por ejemplo los champiñones) y se facilita la digestión de alimentos difíciles como la col lombarda, la coli-flor, el repollo, el salsifí negro o los cocidos con fru-tos secos.
- Para los platos de este tipo, disponga siempre de una

garrafa de vinagre de manzana para su posible aliño, ,dándole un aroma picante.

- La coliflor mantiene su color blanco añadiendo un chorro de vinagre de manzana y azúcar.
- La col lombarda mejora su color si antes de echarla a la olla se corta en pedazos y se riega con una mezcla de vinagre y zumo de manzana.
- Los espárragos pelados se pueden tener dos días en la nevera si están envueltos en un paño impregnado con la bebida de vinagre de manzana.
- Una vez cortado y raspado el salsifí negro, póngalo en remojo con agua y añada una cucharada de vinagre de manzana y algo de harina. De esta manera éste conserva su color y previene que se malogre en contacto con el oxígeno del aire. El salsifí negro debe permanecer veinte minutos en esta agua antes de especiar.
- Si consigue jengibre fresco y una vez pelado lo corta en rodajas, póngalo en un frasco con cierre de rosca lleno con vinagre de manzana. La raíz debe estar siempre sumergida en vinagre y conservada en la nevera.
- El aspecto de las patatas pasadas es muy mejorable si se vierte algo de vinagre de manzana en el agua de cocción.
- Para limpiar a fondo la coliflor, las coles de Bruselas, la col lombarda y el repollo, se pone en remojo durante 15 minutos en agua fría con unas cucharadas de vinagre de manzana. Con esta operación se eliminan los posibles caracoles, los pulgones y otros insectos.

A propósito de las ensaladas

La clásica vinagreta

Los ingredientes básicos de esta salsa para ensaladas son el vinagre, el aceite, la sal y la pimienta. Se elabora con dos cucharadas de vinagre de manzana y una pizca de sal. Se remueve con una batidora y se echan seis cucharadas de buen aceite y una pizca de pimienta picada para darle mejor gusto. Esta base se podrá variar con los siguientes ingredientes: mostaza, un poco de ajo, finas hierbas picadas, chalota cortada en trocitos muy pequeños, tomate cortado a dados o pepinillos en vinagre, huevos duros picados, salsa de soja, pasta de anchoa, salsa de tomate o salsa picante.

Indicaciones: muchas ensaladas se mejoran mezclando una yema de huevo duro picada.

Salsa de hierbas con vinagre de manzana

Ingredientes
dos huevos
una taza de diferentes hierbas picadas (por ejemplo estragón, perejil, perifollo, cebollino, acedera, levístico y berros)
uno o dos dientes de ajo
tres cucharadas de vinagre de manzana
cuatro cucharadas de aceite de girasol
sal
pimienta

Preparación

Chafar los huevos duros con un tenedor y mezclarlos con los demás ingredientes para salpimentar después de probarlo. Esta salsa acompaña platos de pescado, carne, huevos duros y ensaladas.

Huevos poché

Bata un huevo en una taza y viértalo en agua salada con vinagre de manzana caliente (dos cucharadas de vinagre por cada litro de agua). Déjela cocer durante tres minutos y sáquelos con una espumadera para dejarlos sobre un plato de ensalada.

Cómo mejorar su decoración

- Los vinagres de intenso sabor como el de jerez es mejor mezclarlos con aceites naturales como el de cardo. A los aceites de intenso sabor como el de oliva les corresponderá un vinagre más neutro como el de manzana.
- Ahórrese trabajo: ponga los ingredientes en un tarro bien cerrado y agítelo. El resto puede guardarlo una semana en la nevera.
- En caso que tenga a mano las hierbas que necesite, esterilice con agua hirviendo un frasco, llénelo con las hierbas finamente troceadas y cúbralas con vinagre de manzana caliente. Cierre bien el frasco y manténgalo en una habitación a temperatura ambiente.

Trucos para la cocina con vinagre de manzana

- Los alimentos como el queso, la ensalada o hierbas envueltas con un paño empapado con la bebida de vinagre de manzana permanecen frescos durante más tiempo.
- Un chorro de vinagre de manzana en el agua de cocción evita que el huevo batido se desparrame.
- La nata batida a punto de nieve se endurece si, al batirla, se echan unas gotas de vinagre de manzana.
- El pastel del Ruhr estará más esponjoso si se echan en la masa una o dos gotas de vinagre de manzana.
- Un plato demasiado salado puede salvarse si se echa una cucharadita con vinagre de manzana y otra con azúcar.
- Si, al contrario, ha salido demasiado dulce, se deberá echar sólo una cucharadita de vinagre de manzana.
- El puré de patatas se mejora si al final, después de echar la leche, se vierte una cucharadita de té con vinagre de manzana y se vuelve a remover bien.
- El pan casero adquiere una costra brillante y es más crujiente si, justo antes de que se acabe el horneado, se le pasa un pincel con vinagre de manzana.

- Los alimentos fritos tendrán menos grasa y serán más saludables si se vierte un poco de vinagre de manzana en el aceite.
- Si se han pelado demasiadas patatas, póngalas en la nevera en un recipiente con agua y una cucharada de vinagre de manzana.

EL VINAGRE, UN SUAVE LIMPIADOR PARA TODO

Muchos métodos de limpieza contienen vinagre: por una parte, es muy refrescante, y, por otra, aumenta el poder limpiador: ¿Por qué entonces no se puede echar mano del vinagre puro, sin añadidos químicos, para limpiar suciedades concretas?

El vinagre se puede usar en casa de muchas maneras, y hace innecesarios muchos de los tradicionales productos de limpieza que contaminan el medio ambiente. Los ingredientes del vinagre son naturales, mientras que los elementos químicos como los fosfatos, el ácido clorhídrico y ciertos tensioactivos de los detergentes pueden ser muy contaminantes.

El vinagre debe ser claro e incoloro

No se debe usar ningún vinagre de esencias naturales que beneficie la salud; al contrario, debe ser un vinagre claro e incoloro. Debe ser un ácido acético casi en estado puro y, por así decirlo, sin vitaminas.

Un vinagre de este tipo es muy fácil de conseguir. Los vinagres de vino y de aguardiente son también apropiados para limpiar ciertas calcificaciones o suciedades. En cualquier caso, es aconsejable preguntarse si se debe limpiar siempre con productos químicos contaminantes o si no sería más aconsejable y ecológico usar vinagres no contaminantes. Si nos percatásemos de cuánta química y polución nos rodea, volveríamos a recurrir, como en tiempos pasados, al vinagre como producto de limpieza.

Por una limpieza sana

- Tendremos una nevera limpia y desinfectada si la lavamos cada semana con agua y vinagre.
- Los armarios, el suelo, etc., quedarán libres de gérmenes y relucientes limpiándolos con lejía jabonosa y un chorro de vinagre de manzana.
- El vinagre desengrasa, por lo que cuando lavemos los platos deberíamos sustituir una vez por semana el detergente acostumbrado por vinagre. Los restos de grasa se eliminan si por la noche llenamos las ollas y sartenes con agua y vinagre.
- La cesta del pan quedará limpia y desinfectada si la limpiamos una vez por semana con agua y vinagre, lo que también previene la aparición de gérmenes.

Por una mejor imagen

- Para eliminar los restos de cal que quedan en la grifería, en el lavadero, ollas y azulejos, se deben fregar con una esponja empapada con vinagre caliente.
- Se descalcifica la plancha a vapor llenando su depósito con una mezcla de agua y vinagre en proporción equitativa, y haciendo vapor durante unos minutos. Se desconecta y se deja actuar el vinagre durante toda la noche. A la mañana siguiente se vacía de agua con vinagre y se enjuaga sólo con agua.
- Si el aspersor metálico de la ducha tiene cal, se deja en remojo con una mezcla de sal y vinagre.
- Los restos de cal y jabón en la lavadora se eliminan llenándola con cuatro litros de agua con vinagre de manzana y programando el lavado a 95 °C.
- Las cafeteras se descalcifican llenándolas con agua y vinagre y dejando que se evapore la mitad. Después se desenchufa y se deja reposar de una a dos horas. Pasado este tiempo, se deja que se evapore el resto y después se pasa dos veces agua antes de poder hacer café.

> • De vez en cuando se debe hervir agua con vinagre en las ollas y cazuelas para descalcificarlas.

Cómo eliminar los malos olores

En tiempos pasados existía la costumbre de verter vinagre sobre una superficie caliente para así eliminar los malos olores. Más tarde se observó que, si se vaporiza vinagre en una habitación y se deja abierto un frasco lleno de vinagre, se consigue el mismo efecto. De esta manera, se sustituyen los malos olores del tabaco y se crea un ambiente fresco y respirable.

El vinagre como quitamanchas

- Las manchas se van si se frotan de inmediato con agua caliente y con jabón; humedézcalas por la noche, mójelas de nuevo con agua y vinagre antes de frotarlas.
- Las manchas de chicle y pegamento desaparecen sumergiendo la prenda en vinagre y dejándola reposar un momento. La sustancia pegada se irá fácilmente rascando con la uña. Este proceso es también válido para las etiquetas pegadas en la ropa o con los adhesivos de los coches.
- Las manchas marronosas de café o té se diluyen con una mezcla de café y sal. Un momento después se enjuaga la prenda y se seca con una gamuza.
- Las manchas de tinta de bolígrafo se eliminan frotándolas con cuidado con la mezcla de vinagre y alcohol a partes iguales.
- Las manchas de tinta en general se van si se echa de inmediato sal y luego se humedecen con vinagre antes de lavar la prenda con lejía jabonosa.
- Las manchas brillantes sobre la americana o el pantalón desaparecen cepillándolas con una mezcla proporcionada de agua y vinagre.
- Tratándolos con una masa hecha a base de sal y vinagre los vasos recuperan su brillo. Después se enjuagan con agua caliente en abundancia.
- La cera sobre los muebles de madera, se seca con un pa-

pel, y después se limpia la superficie cuidadosamente con agua y vinagre.

- Los restos de la sal utilizada para derretir la nieve desaparecen de los zapatos si se cepillan con agua y vinagre.

Para el bricolaje

Para limpiar tapices, se mezcla vinagre con agua caliente a partes iguales y se impregna con una esponja o con un rodillo. La mayoría de las manchas habrán desaparecido después de realizar este proceso un par de veces. El vinagre de manzana es también muy útil en el trabajo manual con yeso; si se vierte un poco del primero en el segundo y se remueve, éste no se solidifica tan rápidamente y se tiene más tiempo para las correcciones y mejoras oportunas.

Reblandecer los restos de color

Se puede diluir un resto de color solidificado en el pincel sumergiéndolo por la noche en agua caliente y limpiándolo por la mañana a conciencia con lejía jabonosa caliente.

Crear una atmósfera más respirable

Llene un tarro con dos manojos de hierbas o pétalos secos. Caliente tres tazas de vinagre de manzana y riéguelos con él. Cierre el tarro y déjelo reposar unas semanas, sólo se precisará agitarlo de vez en cuando y ligeramente. Si el vinagre ha conseguido el aroma deseado en dos semanas, fíltrelo y llene una garrafa, que debe dejar abierta en la habitación.

Embellecer las plantas

- Las manchas de cal y cercos en las macetas se van una vez hayan sido cepilladas con agua y vinagre.
- Las hojas de las plantas de interior deben ser lavadas de vez en cuando con agua y vinagre; de esta manera los poros se liberan del polvo, la planta respira y las hojas adquieren brillo y lozanía.

- Abone sus plantas con un par de cucharadas de vinagre de manzana en el agua de riego; les aportará sustancias minerales para un mejor crecimiento y ayudará a que sus flores sean más vistosas y atractivas.
- Las flores cortadas duran más tiempo si se vierten en el agua dos cucharadas de vinagre con azúcar.

El vinagre en la colada

- Los colores de las prendas de seda, algodón y rayón se reavivan cuando se vierten en el último enjuague una o dos cucharadas de vinagre de manzana. Con esto se favorece una colada vaporosa y suave. Este tratamiento impide que las prendas de algodón se deshilachen tan fácilmente.
- Los cercos de sudor en las mangas se eliminan sumergiéndolas en agua con vinagre un cierto tiempo antes del lavado.
- Si a causa de haber estado mucho tiempo estirada se ha formado un pliegue en una prenda, rocíela con agua y vinagre incoloro; después tápela con un trapo y plánchela con la plancha caliente.
- Los bordados no se decoloran si se pone un paño impregnado con agua y vinagre por al revés, y lo plancha con la plancha no muy caliente.
- De vez en cuando las alfombras deberían ser cepilladas con agua y vinagre, para así intensificar los colores y protegerlas de polillas.
- Las pantallas de seda de algunas lámparas se limpian frotándolas con agua tibia y vinagre.

Salud y belleza con vinagre de manzana

Sustancia interna	Efecto
Pectina	Reduce el nivel de colesterol.
	Facilita la digestión.
	Previene las inflamaciones.
Ácido acético	Limpia el aparato digestivo.
Potasio	Sana el cuerpo.
	Tensa la piel.
Hierro	Estimula el sistema inmunológico.
	Procura una óptima alimentación celular.
Sodio	Regula el equilibrio ácido-base.
	Rejuvenece los tejidos.
Cloruros	Favorece una buena flora intestinal.
Azufre	Regenera la piel, el cabello, las uñas y los tejidos conjuntivos.
Silicio	Previene las enfermedades de la piel.
	Fortalece los tejidos conjuntivos y los huesos.
Vitamina A	Fortalece la vista.
	Protege la piel.
Vitamina B_1	Ayuda en las funciones nerviosas.
	Favorece la cicatrización de las heridas.
Vitamina B_2	Facilita la digestión.
	Estimula el metabolismo.
Vitamina B_6	Protege los nervios.
	Facilita la proteinización.
Vitamina B_{12}	Estimula la creación de células y sangre.
Vitamina C	Refuerza las defensas inmunológicas.
	Regula el metabolismo celular.
Vitamina E	Protege las células de radicales libres.
	Estimula el movimiento circulatorio.
Beta-caroteno	Refuerza las defensas inmunológicas.
	Protege contra los radicales libres.
Bio-flavonoides	Refuerza el sistema inmunológico.
	Purifica los vasos sanguíneos.

Registro de recetas

Índice

217

Otros libros de la colección Básicos de la salud

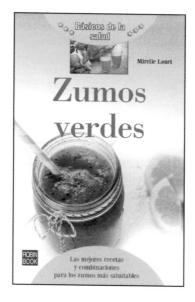

Zumos verdes
Mireille Louet

Los zumos verdes, ricos en vitaminas y antioxidantes, son la estrella de la nutrición en estos días. Su popularidad ha ido en aumento por ser la rutina diaria de las *celebrities* de Hollywood, que cuelgan sus recetas en las redes sociales y que han hecho que las personas que tienen una predisposición por la vida saludable hagan suyas las bondades de estos ricos alimentos.

Este libro presenta casi un centenar de propuestas organizadas entre zumos para dar equilibrio, para dar energía, medicinales, afrodisíacos o simplemente para tener una piel más radiante y luminosa.

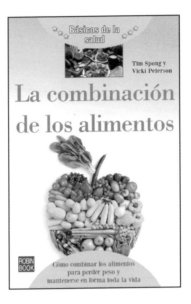

La combinación de los alimentos

Tim Spong y
Vicki Peterson

Los efectos de la dieta sobre nuestra salud son, desde hace algún tiempo, objeto de importantes investigaciones científicas. Las recomendaciones actuales son reducir las grasas de origen animal y, sobre todo, aumentar el consumo de frutas y hortalizas frescas en nuestra alimentación. A ello, los investigadores más avanzados, como los autores de este libro, añaden los beneficios adicionales de una dieta basada en la correcta combinación de los alimentos. Las bases de esta dieta son no consumir proteínas y féculas en una misma comida, tomar más alimentos alcalinos que ácidos e ingerir la fruta sola o con otros alimentos compatibles.

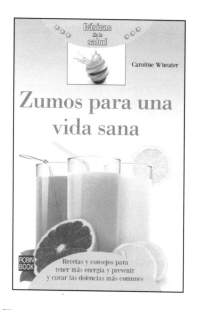

Zumos para una vida sana

Caroline Wheater

A menudo recurrimos a los fármacos para añadir a nuestra dieta un suplemento extra de vitaminas y minerales. Sin embargo, la propia naturaleza ha puesto a tu alcance una forma mucho más apetecible de cuidar tu salud: los zumos frescos de frutas y verduras. Unos cuantos vasos al día suponen un aporte inestimable de nutrientes esenciales que te ayudarán a desintoxicar y equilibrar el organismo.

Este libro no sólo te propone incorporar a tu rutina diaria la preparación de zumos frescos, sino también te enseñará a elegir los más adecuados para cada ocasión.

Colección Esenciales:

Los puntos que curan - *Susan Wei*

Los chakras - *Helen Moore*

Grafología - *Helena Galiana*

El yoga curativo - *Iris White y Roger Colson*

Medicina china práctica - *Susan Wei*

Reiki - *Rose Neuman*

Mandalas - *Peter Redlock*

Kundalini yoga - *Ranjiv Nell*

Curación con la energía - *Nicole Looper*

Reflexología - *Kay Birdwhistle*

El poder curativo de los colores - *Alan Sloan*

Tantra - *Fei Wang*

Tai Chi - *Zhang Yutang*

PNL - *Clara Redford*

Ho' oponopono - *Inhoa Makani*

Feng Shui - *Angelina Shepard*

Flores de Bach - *Geraldine Morrison*

Pilates - *Sarah Woodward*

Relajación - *Lucile Favre*

Masaje - *Corinne Regnault*

Aromaterapia - *Cloé Béringer*

Ayurveda - *Thérèse Bernard*

Plantas Medicinales - *Frédéric Clery*